ÉTUDE

SUR

L'ENDOCARDITE CONGÉNITALE

DU CŒUR GAUCHE

ET SUR

QUELQUES ANOMALIES VALVULAIRES ET D'ORIFICE

DE NATURE NON INFLAMMATOIRE

PAR

FÉLIX HARANGER

Docteur en médecine de la Faculté de Paris,
Ancien interne en médecine et en chirurgie des hôpitaux de Paris
(Hospice des Vieillards : 1877 et 1879 ; Hospice des Enfants-Assistés : 1880 et 1882).
Médaille de bronze de l'Assistance publique.

AVEC PLANCHE A L'HÉLIOGRAVURE

PARIS
A. DELAHAYE ET E. LECROSNIER, ÉDITEURS
23, PLACE DE L'ÉCOLE-DE-MÉDECINE

1882

ÉTUDE

SUR

L'ENDOCARDITE CONGÉNITALE

DU COEUR GAUCHE

Châteauroux. — Typographie et Stéréotypie A. MAJESTÉ.

ÉTUDE

SUR

L'ENDOCARDITE CONGÉNITALE

DU CŒUR GAUCHE

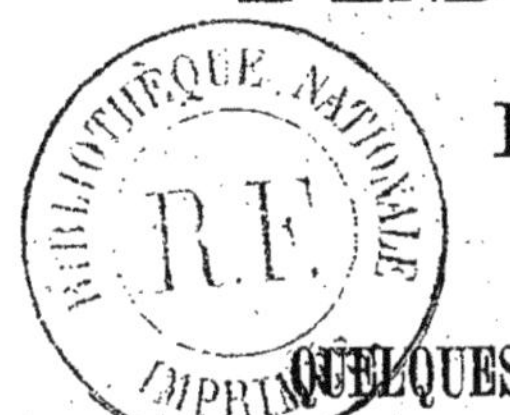

ET SUR

QUELQUES ANOMALIES VALVULAIRES ET D'ORIFICE

DE NATURE NON INFLAMMATOIRE

PAR

FÉLIX HARANGER

Docteur en médecine de la Faculté de Paris,
Ancien interne en médecine et en chirurgie des hôpitaux de Paris
(Hospice des Vieillards : 1877 et 1879 ; Hospice des Enfants-Assistés : 1880 et 1882).
Médaille de bronze de l'Assistance publique.

AVEC PLANCHE A L'HÉLIOGRAVURE

PARIS
A. DELAHAYE ET E. LECROSNIER, ÉDITEURS
23, PLACE DE L'ÉCOLE-DE-MÉDECINE

—

1882

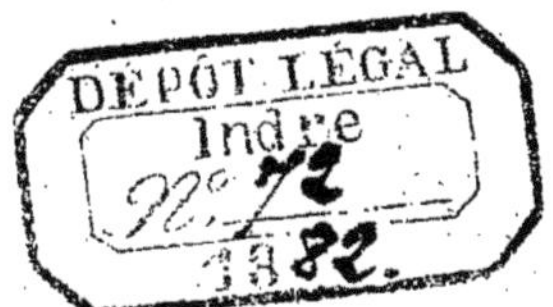

A LA MÉMOIRE DE MON PÈRE

A MA BONNE MÈRE

A MON PRÉSIDENT DE THÈSE

M. HAYEM

Professeur de Thérapeutique

Daignez, cher Maître, accepter ce faible témoignage de ma profonde reconnaissance.

AVANT-PROPOS

Ce travail, tout modeste qu'il est, m'a coûté beaucoup de peines, la matière étant neuve ou peu fouillée encore. Il m'a fallu lire tout ce qui a été écrit sur les malformations du cœur, étudier comparativement toutes les observations les plus diverses, rechercher les opinions des auteurs français et étrangers; mais j'espère n'avoir pas fait œuvre inutile, si j'ai pu jeter quelque lumière sur cette question, bien complexe, de la pathogénie des anomalies cardiaques et faire entrer dans les esprits la conviction que l'endocardite embryonnaire ou fœtale en est le point de départ le plus ordinaire.

Je n'ai pas cru devoir étudier au point de vue clinique ces maladies congénitales du cœur. C'eut été répéter, sans y ajouter rien de nouveau, tout ce qu'en ont dit les auteurs qui ont écrit sur la cyanose, les perforations de la cloison, la persistance du canal artériel, les vices de conformation des orifices du cœur, considérés comme causes des maladies de cet organe, etc.

Si j'ai réussi à faire quelque chose d'original, c'est à mon maître, M. le professeur Hayem, qu'en doit revenir tout l'honneur ; si je suis resté banal et court d'haleine, c'est que je n'aurai pas su faire valoir ses indications et me pénétrer de sa pensée. Il faut bien avouer aussi que, faute de santé, je n'ai pu me livrer à une étude aussi approfondie que l'exigeait le sujet. A l'impossible nul n'est tenu.

Je profite de cette allusion à l'état de ma santé pour exprimer à M. le professeur Hayem ma profonde reconnaissance. Pendant près de trois mois, ce maître aimé n'a cessé de me prodiguer tous les jours ses soins, et c'est bien grâce à lui si j'ai aujourd'hui la vie sauve.

Merci à vous aussi, mes bons amis, mes chers collègues, qui m'avez si généreusement sacrifié vos nuits au cours de cette longue maladie !

Merci à vous, mes excellents amis Jardet et Babinsky, pour votre empressement à me prêter votre concours dans ce pénible travail de recherches bibliographiques et de traductions !

Merci à toi, mon cher Ludovic, le meilleur des frères !

DE

L'ENDOCARDITE CONGÉNITALE

DU CŒUR GAUCHE

ET DE QUELQUES ANOMALIES VALVULAIRES ET D'ORIFICE
DE NATURE NON INFLAMMATOIRE

CHAPITRE PREMIER

ESSAI SUR L'ÉTIOLOGIE ET LA PATHOGÉNIE DES LÉSIONS VALVULAIRES ET OSTIALES DU CŒUR CHEZ LE FŒTUS

L'étude des maladies qui atteignent le fœtus dans le sein de sa mère, soulève bien des questions intéressantes à des points de vue divers, fréquence, hérédité, causes, pathogénie, lésions produites, degré de compatibilité avec la vie extra-utérine, etc. Elles sont beaucoup moins rares qu'on ne le croit généralement, ce dont il est facile de se convaincre par la lecture des nombreuses observations, consignées soit dans les monographies spéciales, soit dans les recueils ou bulletins des sociétés savantes, soit éparses dans les journaux de médecine.

Non seulement elles sont assez fréquentes, mais

souvent elles offrent une gravité telle qu'elles tuent le produit de la conception avant ou peu de jours après la naissance ou bien lui impriment un cachet d'infériorité qui l'empêchera de prendre rang dans la lutte pour l'existence.

Les origines de ces maladies sont multiples : elles peuvent, en effet, lui venir des ancêtres, des parents, du dehors, de lui-même.

Quoi de mieux constaté aujourd'hui que ces phénomènes d'atavisme qui consistent en ceci : une génération indemne entre deux générations malades, le grand-père et le petit-fils entachés de la même difformité ou du même vice constitutionnel alors qu'entre eux deux le père est bien portant.

Mais l'hérédité, au lieu d'être alternante, peut être continue et la maladie transmise directement à l'enfant par son père ou par sa mère. Nombre d'états pathologiques sont en réalité transmissibles des générateurs au produit de la génération, et ces états pathologiques comme la tuberculose, la syphilis, toutes les diathèses, en somme, peuvent, l'occasion, le milieu devenant favorable, entrer en activité et se traduire par des manifestations plus ou moins graves à toutes les phases du développement, pendant la vie parasitaire du fœtus et pendant la vie indépendante de l'enfant et de l'adulte. Il y a là comme une imprégnation de toute la substance, un germe de maladie, d'infirmité et souvent de mort, communiqué, en même temps que la vie, par les parents à l'enfant.

Cette influence des parents et des ancêtres, quoique susceptible de se dévoiler à tous les âges, reste quelquefois latente, même indéfiniment ; elle n'en existe pas moins à dater du moment de la conception. Une différence considérable à noter entre le père et la mère, c'est que le premier ne transmet, directement toutefois, que les maladies héréditaires dont il est actuellement en puissance, tandis que l'influence de la seconde n'agit pas seulement dans les mêmes conditions, mais reste active pendant toute la grossesse. Aussi, une affection contractée par elle dans ces circonstances, pourra retentir sur l'enfant qu'elle porte dans son sein : telles sont les fièvres éruptives, la fièvre intermittente, la syphilis, etc. Il y a là un fait non plus d'hérédité mais d'inoculation. Ce n'est pas tout, la maladie et la mort rapide menacent le fœtus lorsque la mère est en proie à une fièvre intense de quelque durée. Enfin de quelle influence fâcheuse ne pourront être sur celui-là tous les troubles de la santé de celle-ci, voire même toutes les émotions, toutes les impressions morales trop violentes ?

Ainsi le fœtus est exposé à des maladies héréditaires (parents, ancêtres) et à des maladies acquises par la mère dans l'état de grossesse : Est-ce tout ? Non, car la maladie peut venir du dehors sans, pour cela, frapper la mère. Il est des cas bien avérés où les poisons morbides humains, ceux de la variole, de la rougeole, de la fièvre typhoïde, etc., ont traversé l'organisme maternel sans y susciter de phénomènes pathologiques, et pénétré dans l'organisme fœtal qu'ils ont contaminé.

Dans d'autres circonstances, la cause de la maladie est encore extérieure, mais elle est ressentie plus ou moins vivement par la mère. On a signalé des pleurésies, des péricardites, des péritonites, etc., développées pendant la vie intra-utérine. Il est bien probable que les refroidissements maternels jouent un rôle dans ces affections fœtales, de nature inflammatoire. Beaucoup de conditions extérieures, en un mot, qui influent sur l'une peuvent retentir sur l'autre.

Reste une dernière classe de maladies et non la moins importante, maladies qui ne viennent ni des ancêtres, ni des parents, ni du monde extérieur, maladies essentiellement fœtales, liées à l'évolution et dont les causes nous échappent encore presque complètement. Je veux parler des arrêts de développement simples ou paraissant tels, de certaines anomalies, des malformations sans cause saisissable, d'un certain nombre de monstruosités.

Eh bien ! appliquant ces données générales au cas particulier des maladies de cœur du fœtus, on voit que toutes ces causes peuvent agir, les unes provoquant des inflammations (endocardite, myocardite, péricardite), les autres déterminant des vices de conformation.

Des observations assez nombreuses prouvent que l'hérédité directe ou atavique intervient quelquefois dans leur production. On trouve signalée de temps en temps, en effet, une maladie de cœur chez un des parents ou grands-parents plus ou moins éloignés. Est-ce là simple coïncidence ? C'est possible dans quelques cas, non dans tous, car on voit, par exemple, des enfants de même souche, non de même famille, ou plusieurs enfants d'une même mère, apporter en naissant des anomalies de même nature (1).

L'hérédité doit donc être considérée comme une des

(1) Peacock, *in Malf. of the human heart, London*, 1866.

origines des affections cardiaques du fœtus. Il ne faut pas entendre par là que la transmission se fait absolument superposable, mais qu'à une maladie quelconque du cœur chez les parents, pourra correspondre une maladie quelconque aussi du même organe, chez l'enfant. C'est au moins ce qui semble ressortir de l'examen de certains faits.

Mais bien souvent on ne saurait invoquer cette influence. On est alors obligé d'en incriminer une autre et de la chercher soit dans une maladie accidentelle de la mère (1), soit dans une circonstance cosmique, soit dans les phénomènes d'évolution organique.

S'il est facile de comprendre *a priori* qu'une maladie de la mère ou certaines modifications du milieu extérieur, impressionnent le fœtus et déterminent dans son cœur une poussée inflammatoire, on ne s'imagine guère qu'elles puissent occasionner un vice de conformation comme un cœur à deux cavités, un ventricule pourvu d'un seul tronc artériel, d'ailleurs sain et parfaitement développé. Ce sont là des monstruosités qui rappellent le cœur des vertébrés inférieurs (poissons et batraciens) et qui ont bien probablement leur raison d'être dans l'hérédité reculée ; mais à coup sûr, elles sont indépendantes des parents et constituent des exemples remarquables de maladies (ce n'est qu'en forçant le sens des

(1) Peacock n'est pas éloigné d'admettre que les fortes impressions sur l'esprit de la mère pendant la grossesse, puissent produire des malformations du cœur chez le fœtus. « Maintes fois, dit-il, ces causes paraissent avoir agi. Dans plusieurs exemples de ma pratique, les mères ont rapporté les vices de conformation observés chez leurs enfants, à de fortes impressions morales ou à des chocs, et il semble qu'il y a quelques raisons de croire à ces causes vu le trouble de la circulation maternelle et indirectement de la circulation fœtale qu'elles peuvent produire. » (Eodem loco.)

mots que je puis me servir de celui-là) essentiellement fœtales ou d'évolution.

Quant aux inflammations congénitales du cœur, il ne me paraît guère possible de leur assigner d'autre étiologie que la disposition rhumatismale léguée par les parents, la syphilis héréditaire, les refroidissements maternels ressentis par l'organisme en voie de formation. Il est vrai que la plupart des observations sont muettes à cet égard et ce n'est que de loin en loin qu'on trouve mentionnée l'une ou l'autre de ces causes.

J'étais d'abord disposé à rejeter la syphilis de ce tableau et voici quelle était la raison de cette exclusion : à l'hospice des Enfants Assistés où la syphilis héréditaire est loin d'être rare, les endocardites fœtales sont à peu près inconnues : « L'ouverture d'un nombre considérable de cœurs de nouveau-nés et de quelques fœtus ne nous y ayant jamais laissé voir, dit Parrot, l'indice le plus léger d'un travail de cette nature et en particulier d'endocardite aiguë. » Ajoutons immédiatement que pour le professeur des maladies des enfants l'inflammation congénitale du tissu cardiaque est tout à fait exceptionnelle.

Mais en présence du témoignage de Lancereaux, dont l'autorité en pareille matière est incontestable, en présence surtout de certains faits, comme celui de Crocker, il convient de réserver cette question, sinon de la résoudre par l'affirmative. Crocker (1), dans « the Lancet » de 1879, cite en effet un cas, des plus dignes d'attention, de malformation congénitale, dans lequel la coalescence des valvules pulmonaires était probable-

(1) *In Lancet*, 1879, t. , p. 232.

ment due à la syphilis héréditaire. La mère était manifestement syphilitique et, chose à noter, avait eu déjà plusieurs avortements. N'est-on pas en droit de supposer que les avortements précoces chez les femmes syphilitiques reconnaissent quelquefois pour cause la mort du fœtus par suite d'une détermination cardiaque de même nature?

On ne peut non plus nier l'influence étiologique de la disposition rhumatismale, ni celle des refroidissements subis par la mère. A plusieurs reprises, j'ai constaté, en parcourant les faits rapportés, surtout à l'étranger, où on s'est beaucoup occupé des vices de conformation du cœur, que ces conditions ont été réalisées.

Voici un fait, entre plusieurs, observé par Ferber (de Hambourg) (1). Il s'agit d'un enfant, mort à 18 mois après avoir présenté tous les symptômes d'une maladie organique du cœur, depuis sa naissance, la cyanose entre autres. Le cœur est arrondi, le ventricule gauche hypertrophié, l'endocarde épaissi, couvert de taches laiteuses, la valvule mitrale insuffisante et semblablement altérée, avec des épaississements miliaires; le trou de Botal est ouvert; l'orifice tricuspide oblitéré et la valvule remplacée par une sorte de diaphragme, formé par l'endocarde épaissi et présentant à son centre une cicatrice froncée, étoilée. L'endocarde est, dans toute la cavité, brillant, jaunâtre, laiteux par places et parsemé de filaments qui forment une sorte de tissu réticulaire s'étendant d'une paroi à l'autre à la façon des adhérences pleurales. Cette membrane est

(1) Ferber, *Arch. der Heilkunde*, 1866.

indurée et très épaisse, le ventricule droit est rétréci. L'orifice pulmonaire, du diamètre d'un tuyau de plume, arrive presque à la pointe. La cloison interventriculaire, dans sa partie membraneuse, est percée d'un orifice, masqué par une sorte de valvule musculaire et disposé en infundibulum du côté du ventricule gauche.

Ce sont là traces évidentes d'endocardite ancienne remontant à la vie intra-utérine, ainsi que le pense Ferber qui attribue cette inflammation de la membrane interne du cœur à des refroidissements répétés auxquels la mère fut exposée vers le cinquième mois de sa grossesse. D'après l'auteur, les lésions se seraient accentuées dans les premiers mois qui ont suivi la naissance.

Le rhumatisme semble fréquent chez les parents. Dans l'observation que j'ai recueillie moi-même dans le service de mon savant maître, le professeur Hayem, (voir plus loin) j'ai noté que le père avait eu deux attaques de rhumatisme, la dernière terminée à peine six semaines avant le rapprochement d'où est né l'enfant en question.

On pourra objecter à cette manière de voir que les rhumatisants sont nombreux et les endocardites fœtales rares, en somme. Mais d'abord on n'est pas fatalement voué aux manifestations d'une diathèse dont les parents étaient entachés et des circonstances accidentelles sont souvent nécessaires pour éveiller une prédisposition jusque-là endormie et lui donner le coup de fouet qui la rend active. D'autre part, si on considère avec moi la plupart des lésions des valvules et des orifices du cœur chez le fœtus comme inflammatoires, il faudra bien reconnaître, qu'encore bien que rare, l'endocardite embryonnaire ou fœtale, est loin d'être exceptionnelle. On verra dans un autre chapitre que cette opinion, si elle a quelques adversaires, compte encore plus d'adhérents.

L'action du rhumatisme admise, comment expliquer qu'elle se localise plutôt sur le cœur que sur les articulations ? Constatons avant tout qu'on a observé des arthrites congénitales et que par conséquent les jointures ne sont pas toujours indemnes. D'ailleurs le rhumatisme articulaire ne laisse en général aucune trace, c'est le contraire pour le rhumatisme cardiaque. Constatons encore que les autres séreuses n'échappent pas au processus inflammatoire pendant cette période d'évolution fœtale. Seulement ces lésions sont peu communes, comme aussi chez l'adulte, relativement à celles de même nature qui se produisent dans le cœur. D'où vient cette prédilection du rhumatisme pour la séreuse interne des ventricules et plus particulièrement des valvules ?

Un fait général me frappe : Chez l'adulte, l'arthrite et l'endorcadite rhumatismales sont, à peu de chose près, aussi fréquentes l'une que l'autre, la pleurésie et la péricardite viennent ensuite, puis exceptionnellement la péritonite et la méningite. Cet ordre des déterminations rhumatismales est précisément l'ordre suivant lequel il faudrait classer les séreuses eu égard au travail qu'elles accomplissent.

Chez le fœtus, tandis que les plèvres, le péritoine, les synoviales, etc., restent immobilisées, pour ainsi dire sans fonction, l'endocarde doit réagir contre les efforts du sang dès les premiers jours de la formation embryonnaire. Aussi les lésions y sont-elles infiniment plus fréquentes que dans les autres séreuses.

Je ne puis résister au plaisir de rapporter ici un passage extrêmement remarquable de l'article cœur du professeur Parrot dans le *Dictionnaire encyclopédique :* « Dans le labeur de l'organisme, c'est le cœur qui a la tâche la plus longue et la plus pénible ; il bat sans trêve et lorsqu'il s'arrête la vie est menacée. De tous les chocs qui nous frappent, il subit le contre-coup, et nulle partie ne peut être malade, sans qu'il n'en soit affecté. Sa fonction même lui est une source de mal, son propre travail s'altère à la longue. Il est usé par la vie, dans un rapport direct avec le nombre des années et l'on peut dire que relativement à celui de l'enfant, le cœur du vieillard est toujours malade. » C'est qu'en effet le cœur d'un vieillard a battu environ trois millards de fois (Corvisart).

En poursuivant cette étude comparative de l'activité fonctionnelle, je constate que le cœur droit accomplit, chez le fœtus, un travail plus considérable que le gauche, ce dernier ne desservant que la tête et les membres supérieurs, pendant que le premier, par l'intermédiaire du canal artériel, distribue le sang au reste du corps et le projette jusqu'aux dernières limites des annexes, jusqu'au placenta.

Eh bien ! des deux cœurs, le plus souvent malade et de beaucoup (dix fois au moins contre une), c'est le droit ; et des deux orifices, le plus souvent atteint, c'est l'artériel qui supporte avec le plus de brusquerie le choc de la colonne sanguine. Brusquerie est pour ainsi dire synonyme de vitesse. Or, on connaît en physique l'importance de ce facteur dans l'évaluation de la force vive d'un corps. Celle-ci est en effet égale à la moitié du produit de la masse par *le carré de la vitesse* ou $\frac{m v^2}{2}$

Je puis donc conclure en disant que la fréquence des lésions valvulaires et ostiales est en rapport avec l'activité fonctionnelle, c'est-à-dire, dans ce cas, avec la résistance à fournir.

Cette vérité apparaît plus évidente encore par ce fait qu'elle n'est pas seulement applicable au fœtus mais à l'adulte. Après la naissance, le cœur droit devient, pour ainsi dire, passif et ses affections se font très rares ; le cœur gauche, par contre, est alors le cœur vraiment actif et il est aussi fréquemment malade.

En résumé, l'endocardite fœtale reconnaît les mêmes causes que l'endocardite de l'adulte, la disposition rhumatismale, réveillée par une circonstance accidentelle, mise en jeu et localisée, ici et là, par l'activité fonctionnelle d'où la plus grande fréquence à droite pendant la vie intra-utérine, à gauche pendant la vie extra-utérine.

Il faut encore prendre en considération peut-être l'état du sang qui est plus oxygéné en revenant du placenta comme en revenant des poumons, et aussi ce fait que le cœur est en voie de formation. Ce travail d'organisation joint au labeur fonctionnel n'est probablement pas étranger au développement des phénomènes pathologiques primordiaux. Pour les lésions secondaires, véritables arrêts d'évolution, il est indéniable qu'elles ne sont si spéciales que parce qu'elles fixent et rendent définitifs des états qui ne devaient être que temporaires.

Je n'ai fait intervenir dans cette discussion que les causes les plus ordinaires et les mieux constatées. Il est vraisemblable que d'autres peuvent agir. On est en droit de supposer que les maladies fébriles de la mère qui altèrent le sang dont s'entretient le fœtus, sont susceptibles de devenir le point de départ d'altérations cardiaques chez le dernier, puisqu'elles les provoquent bien quelquefois chez l'adulte. Mais c'est une pure hypothèse, et je ne connais aucun fait qui la confirme.

J'arrive maintenant aux lésions des valvules et des orifices qui ne sont pas le résultat d'une affection inflammatoire. Elles sont infiniment plus rares encore que les précédentes. Je ne m'occupe pas ici des cas de transposition de vaisseau, de cœur simple biloculaire à orifice auriculo-ventriculaire ou artériel unique, etc., etc. Je n'ai en vue que les orifices et les valvules mal conformés originellement ou arrêtés dans leur développement sans cause appréciable. Sur ces questions il faut confesser notre ignorance. Pourquoi, par exemple, l'orifice aortique et l'aorte dans toute sa longueur sont-ils restés très étroits ? « Il semblerait que dans quelques cas les parois de l'artère ont subi un travail inflammatoire plus ou moins prononcé » (1). Mais il est loin d'en être toujours ainsi et on est bien obligé de se retrancher alors derrière la théorie des arrêts de développements, d'autant qu'il y a quelquefois absence des valvules sigmoïdes et disparition complète des colonnes charnues qui s'insèrent à la valvule mitrale. Mais dire que ces anomalies ont pour cause première une constitution primitivement vicieuse du germe, ou une altération de nutrition, ou un arrêt d'évolution sans indiquer la raison possible de cette déviation du plan général de l'organisation ce n'est certainement pas donner l'explication du phénomène (Bouillaud, Alvarenga).

(1) Charcot et Ball, *in Dict. Encycl.*, art. *Aorte.*

Autre problème : au lieu de trois valvules semi-lunaires, chiffre normal, on en trouve quelquefois une ou deux en moins, ou une ou deux en plus, exceptionnellement aucune. Ces anomalies numériques rappellent des déviations de même ordre assez fréquemment observées dans d'autres organes : dents, vertèbres, côtes, doigts, mamelles. On le voit, ce sont les organes en série qui sont ainsi susceptibles de variation et il n'est guère plus rare d'après Geoffroy Saint-Hilaire (1), d'observer l'augmentation de nombre des organes d'une série que d'en observer la diminution. On peut encore remarquer, ajoute l'illustre tératologiste, que les organes dont le nombre présente le plus fréquemment des anomalies individuelles, sont précisément ceux dont le nombre est le plus variable d'un genre à l'autre parmi les animaux.

Geoffroy Saint-Hilaire n'a pas recherché si ce principe de la variation des organes en série, se vérifiait également pour les valvules sigmoïdes. J'ai pu constater qu'il est exact au double point de vue de l'anatomie comparée et de la tératologie. J'ai trouvé en effet des observations où l'on note l'augmentation, la diminution et même la suppression totale des valvules chez l'homme, de même que l'on constate dans la série des vertébrés cette augmentation, cette diminution et même cette suppression, à l'état physiologique.

Les orifices artériels, aortique et pulmonaire sont garnis chacun de trois valvules, chez les mammifères et les oiseaux, de deux seulement chez les reptiles. Il est vrai que ces derniers possèdent outre l'artère pulmonaire, deux aortes, en sorte que, tout compte fait, ils

(1) Is. G. Saint-Hilaire, *Traité de Tératologie*, t. I.

n'ont pas moins de six valvules semi-lunaires. Mais dans les premiers jours de la formation du cœur humain, on sait qu'il y a aussi deux aortes et plus tard un seul tronc artériel d'où naissent les deux vaisseaux définitifs.

Le cœur des poissons n'a que deux cavités, une oreillette et un ventricule. De ce dernier part le bulbe aortique, sorte de troisième loge qui n'est autre en réalité que l'analogue du tronc artériel unique de la phase embryonnaire des vertébrés supérieurs. A l'entrée de ce canal, chez la plupart des poissons osseux, il n'existe qu'une seule paire de valvules ; il y en a deux paires cependant, une de grandes et une de petites, chez le poisson lune (Wellemberg). Elles manquent complètement chez le *Lépidosiren paradoxa*.

Mais les poissons cartilagineux, les plagiostomes et les ganoïdes, possèdent un appareil valvulaire dont la complexité va croissant, des premiers aux seconds. Outre les verticilles de valvules rudimentaires qu'on trouve en nombre plus ou moins grand dans l'intérieur du bulbe, l'orifice ventriculo-aortique est garni chez les plagiostomes d'un cercle d'appendices semi-lunaires dont les bords libres s'affrontent pour s'opposer au reflux du sang, appendices qui sont tantôt au nombre de trois (*Squales*, *Roussettes*, *Raies*), tantôt au nombre de cinq (*Marteau*). Chez les ganoïdes enfin, les segments valvulaires sont par verticilles de trois, quatre, cinq ou six (*Esturgeon*, *Amia*, *Lepisostée*).

En dernière analyse, la série valvulaire est extrêmement variable dans l'embranchement des vertébrés. On retrouve chez l'homme presque toutes ces variations, qui peuvent être invoquées en faveur de la théorie du transformisme. Le tableau suivant que j'ai dressé ne manque pas d'intérêt, au point de vue de cette doctrine.

Variations tératologiques

du nombre des valvules pulmonaires et aortiques chez l'homme, comparées aux variations physiologiques dans la série des vertébrés.

Hommes.	Mammifères.	Oiseaux.	Batraciens.	Reptiles.	Poissons Osseux.	Poissons Cartilagineux	
						Plagiostomes.	Ganoïdes.
absence	»	»	»	»	absence	»	»
2	»	»	2	2	2	»	»
3	3	3	»	»	»	3	3
4	»	»	»	»	4	»	4
5	»	»	»	»	»	5	5
?	»	»	»	»	»	»	6

CHAPITRE II

DÉVELOPPEMENT DES VALVULES DU CŒUR

Deux hypothèses sont en présence : ou bien les valvules auriculo-ventriculaires, tricuspide et mitrale, et les valvules artérielles, aortiques et pulmonaires, se développent par bourgeons isolés, ou bien elles résultent de la division en plusieurs segments d'une cloison, d'un diaphragme originel. Ces deux hypothèses ont été soutenues avec des arguments tirés de l'anatomie pathologique et de l'anatomie comparée, mais les faits invoqués n'ont ni dans l'un ni dans l'autre cas, force démonstrative. Un exemple frappant du peu de solidité des preuves apportées, c'est Peacok, partisan d'abord de la première, puis devenant plus tard partisan de la seconde. Voici, en effet, comment en 1853 il explique qu'au lieu de trois valvules sigmoïdes il n'y en a que deux dans certains cas :

» La grandeur relative des deux valves, dit-il, » peut être regardée comme indiquant la période à » laquelle la *soudure* s'est produite, car je regarde » l'adhérence des valves comme due à l'inflammation » pendant la vie fœtale, etc. (1). »

(1) *Monthly Journ. of. méd. sc.* 1853, t. XVI, p. 383.

Fort de cette opinion qu'il étaie sur des considérations d'anatomie pathologique, il attribue la plupart des malformations valvulaires à l'adhésion inflammatoire et se fait le champion de l'endocardite fœtale contre les tératologistes qui ne veulent voir dans ces lésions que des anomalies, des déviations du processus naturel de développement. Mais en 1876 il abandonne l'idée pour laquelle il a combattu toute sa vie et ce revirement n'est motivé par aucune raison péremptoire : « Il *semble probable*, écrit-il, que les valvules sont formées par un repli de la membrane tapissant le ventricule et l'artère à l'orifice du vaisseau, repli qui se perfore plus tard en se divisant en segments distincts (1). » Cette hypothèse nouvelle ne le satisfait pas du reste complètement, car il ajoute que si elle explique bien la diminution de nombre des valvules, elle est moins applicable aux cas de valvules supplémentaires. On ne conçoit guère cependant pourquoi, si ce diaphragme se divise quelquefois en deux segments, au lieu de trois, il ne se diviserait pas aussi bien en quatre ou en cinq.

Cette question du développement des valvules doit être résolue avant d'aborder l'histoire des vices de conformation. On ne pourra prendre parti qu'édifié préalablement sur ce point d'embryologie.

En l'absence de toute notion précise sur le mode de formation des valvules, il n'est pas facile, dit Peacock, de donner une explication numérique des appendices semi-lunaires (2). Il n'est pas plus aisé, à mon avis, de se rendre compte des anomalies numériques par défaut

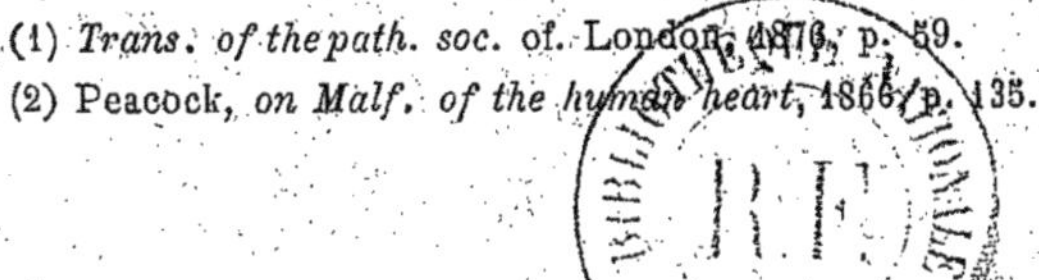

(1) *Trans. of the path. soc. of London*, 1876, p. 59.
(2) Peacock, *on Malf. of the human heart*, 1866, p. 135.

que par excès, non plus que de la présence d'un diaphragme percé ou non d'une ouverture, si d'abord on n'est pas en possession de cette notion précise. Dans des leçons faites à la Faculté de médecine de Paris en 1880 sur les anomalies cardiaques, Lancereaux insistait sur la nécessité de connaître exactement le processus de développement des orifices qui font communiquer les cavités (oreillettes et ventricules) entre elles. « Quelques auteurs admettent, ajoute-t-il, que les artères pulmonaires et aortiques sont la conséquence du dédoublement du sac ou bulbe artériel ; malheureusement cette opinion est loin d'être partagée par tous les embryogénistes, puisque quelques-uns même nient l'existence de ce dédoublement (1). »

J'ai essayé d'apporter quelque lumière dans le débat : J'ai rassemblé un très grand nombre de vices de conformation et de maladies congénitales du cœur, je me suis adressé à l'anatomie pathologique et à l'anatomie comparée et je suis arrivé à la conclusion suivante qui se trouve confirmée par les recherches embryologiques d'Ecker, Bernays et Kœlliker :

Chaque valvule semi-lunaire, chaque valve de la tricuspide et de la mitrale se développe isolément par voie de bourgeonnement ; c'est cette proposition qu'il s'agit de démontrer.

A. — *Preuves anatomo-pathologiques et tératologiques.*

1° *Absence des valvules à l'un des orifices.* — Il existe des observations de vices de conforma-

(1) Lancereaux, *Gazette des hôp.*, 1880.

tion du cœur dans lesquelles on signale l'absence des valvules à l'un des orifices. Dans le *Dictionnaire encyclopédique*, à l'article Aorte, Charcot et Ball mentionnent cette absence. Worthington, Peacock et d'autres en ont rapporté des cas. Or s'il y avait eu originellement un diaphragme, il en serait bien resté quelque vestige ; au contraire, si les valvules ne se sont pas ébauchées sous une influence quelconque, cette absence complète s'explique par un défaut de développement dont la cause prochaine, il est vrai, nous échappe ; mais qu'importe, le fait constaté me suffit. C'est une preuve de haute valeur (1).

2° *Arrêt de développement d'une ou de plusieurs valvules.* — On rencontre les valvules arrêtées dans leur croissance à toutes les étapes de la vie fœtale. Si quelquefois elles sont complètement absentes à l'un ou l'autre des orifices, quelquefois une seule manque. Ailleurs deux se sont bien développées et on trouve dans un des angles de séparation des deux principaux segments le rudiment d'un troisième, petite saillie à peine marquée dans quelques cas, déjà mieux dessinée dans d'autres (Obs. de Blin, Fuller, Peacock, etc.).

Souvent aussi les valvules forment un diaphragme qu'on pourrait croire primitif ; mais ici encore on saisit les valvules évoluant isolément, surprises par une inflammation adhésive qui les soude en une seule membrane, tantôt plane tantôt convexe, quelquefois infundibuliforme, selon le degré de développement qu'elles avaient acquis à l'époque de la maladie fœtale qui les a défor-

(1) L'appareil valvulaire peut n'être représenté que par une duplicature de l'endocarde ou par une bandelette musculaire entourant l'orifice (Crampton, Fardell).

mées. Soudées de bonne heure, elles forment une bandelette circulaire, circonscrivant un orifice régulièrement arrondi. On ne retrouve que peu de traces de la fusion des bords entre eux. La soudure se produit-elle à une période plus avancée, lorsque les valvules déjà suffisantes, commencent à fermer parfaitement l'orifice, deux choses sont possibles : ou bien l'inflammation est assez vive pour déterminer l'occlusion de l'orifice, par la coalescence des bords des valvules, ou bien elle laisse persister une ouverture plus ou moins irrégulière, en forme de fente trifide ou étoilée. Dans ces deux derniers cas, on remarque sur la surface artérielle des raphés ou freins, indices de la séparation primordiale, qui limitent des dépressions plus ou moins profondes, correspondant aux sacs ou nids valvulaires.

On pourrait objecter à cette manière de voir que le diaphragme préexistant s'est incomplètement divisé, qu'il n'y a pas eu soudure mais indéhiscence. S'il en était ainsi comment expliquer la présence des raphés ou freins de la surface artérielle, ces arêtes très marquées dans un grand nombre de circonstances et rappelant de tous points la forme et la disposition qu'on rencontre sur des valvules qui se sont manifestement soudées, après la naissance, à l'occasion d'une endocardite rhumatismale bien constatée ?

3° *Nature inflammatoire des lésions observées.* — On vient de voir que les valvules ont été arrêtées dans leur développement par un travail de nature inflammatoire. En se reportant au chapitre suivant on en trouvera de nouvelles et incontestables preuves. « Ce qu'il y a de certain, dit Bouillaud, c'est que ces altérations n'ont rien qui les distingue de celles qu'une telle maladie aurait pu entraîner à sa suite. » Donc lésions inflammatoires des valvules coalescentes, ce qui est encore une forte présomption en faveur de mon hypothèse, d'autant plus forte qu'on n'a jamais signalé un seul fait d'endocardite congénitale sans quelqu'une de ces lésions valvulaires.

4° *Cœur bi ou triloculaire pourvu d'un seul orifice auriculo-ventriculaire.* — La science est riche en anomalies de ce genre ; bien des enfants nés à terme ont été trouvés avec un cœur simple pourvu d'un seul orifice de communication entre l'oreillette et le ventricule uniques (Wilson, Fœrster, Crisp, Ramsbotham, Martin Saint-Ange, Farre, Owen, Standert, Mauran, Thore, Clark, Vernon, Gintrac, etc.). Cet état répond à une phase embryonnaire bien connue et pendant laquelle la circulation est déjà parfaitement établie. Comment s'expliquerait-on la formation des valvules au moyen d'un diaphragme dans ces conditions ? Force est bien d'admettre que cet orifice unique venant à se dédoubler lors du cloisonnement de l'unique cavité ventriculaire primordiale, l'appareil valvulaire n'est alors représenté que par le bourgeonnement des lèvres de l'orifice. On connaît des observations où il est dit que cet appareil ne s'est pas développé ou est resté rudimentaire (Obs. 78 de Deguise).

5° *Cœur pourvu d'un seul tronc artériel, représentant l'aorte et l'artère pulmonaire.* — A l'époque où il n'existe qu'un seul orifice auriculo-ventriculaire, il n'y a qu'une oreillette, qu'un ventricule et qu'un tronc artériel. Or ces différentes conditions de temporaires peuvent devenir permanentes. Je ne veux pour l'instant retenir que ce fait : la présence, chez un fœtus arrivé au neuvième mois, d'un seul vaisseau aortique. Il est de toute évidence que ce vaisseau, actuellement garni de valvules, mais dont l'existence remonte aux premiers jours, aux premières heures de la vie embryonnaire, n'a pu être d'abord oblitéré par l'adossement de l'endocarde et de l'endartère. (Obs. de Wilson, Farre, Fœrster, Ch. Bernard, Heath et Porder, Budin, etc.).

6° *Oblitération d'un des orifices artériels sans communication interventriculaire.* — On observe généralement avec un rétrécissement d'un des orifices artériels, une perforation de la cloison des ventricules ou, pour parler plus exactement, une communication interventriculaire par arrêt de développement. Quoique Bouillaud, Hauska, Von Dusch, Heine, Halbertsma et plusieurs autres, voient dans ces perforations des lésions accidentelles dues à l'endocardite survenue après la naissance, ou des arrêts de développement primitifs, je me range du côté de Louis, Gintrac, Cruveilhier, Peacock, Fœrster, Friedreich et la plupart des auteurs qui considèrent ces lésions comme congénitales dans la majorité des cas et résultant d'un arrêt d'évolution consécutif au rétrécissement ou à l'oblitération de l'artère pulmonaire.

On sait que le septum interventriculaire est complètement achevé au commencement de la huitième semaine. C'est donc avant cette époque que se produisent le plus souvent les altérations valvulaires. Mais on trouve un assez grand nombre d'observations dans lesquelles avec un rétrécissement considérable et même une oblitération absolue de l'orifice artériel, il n'y a pas arrêt de développement de la cloison, qui est complètement fermée.

Morgagni, Hunter, Breschet et Bertin, Lordat, Guéniot, Ollivier, Hall et Vrolick, Peacock, etc., ont vu des cas d'oblitération absolue de l'orifice pulmonaire avec occlusion du septum des ventricules. J'ai rassemblé cinq cas d'atrésie de l'orifice aortique (voir plus loin) où le septum n'offre pas la moindre ouverture. Le calibre du vaisseau, supposé imperforé par les partisans de la formation des valvules aux dépens d'une membrane préexistante, n'a pas toujours été le même : quelquefois très étroite, l'artère ailleurs est bien développée.

Si les valvules ne s'étaient pas formées isolément, puis soudées, mais au contraire si le diaphragme primitif était resté indivis, l'obstacle au cours du sang n'aurait pas permis l'achèvement de la cloison, ni le développement de l'artère, puisque tout canal, dit Cruveilhier, dans lequel la circulation cesse complètement, s'oblitère. L'artère pulmonaire a bien été quelquefois trouvée réduite à l'état de cordon fibreux, mais souvent elle était perméable encore dans tout son trajet, à la naissance.

Je me crois donc autorisé à déduire de tous ces faits : 1° que dans ces circonstances, les lésions valvulaires se sont effectuées après la 8e semaine, c'est-à-dire après la séparation définitive des deux ventricules ; 2° que le diaphragme obturateur est bien le résultat d'une soudure survenue après cette époque entre les valvules originellement indépendantes.

7° *Absence d'autres malformations.* — Une coïncidence fréquente, c'est la réunion sur le même sujet de plusieurs anomalies, lorsqu'elles dépendent d'une véritable aberration du processus d'évolution et non d'un état pathologique. Or il est bien démontré que la soudure des valvules et toutes les lésions cardiaques que j'attribue à l'inflammation ne s'accompagnent d'aucun autre vice de conformation que ceux qui, simples arrêts de développement, comme l'inocclusion du trou de Batal ou du septum ventriculaire, la persistance du canal artériel, maintiennent ouvertes des voies circulatoires de suppléance. Ce ne sont pas là bien certainement des lésions primitives, mais de ces lésions de compensation qu'on aurait autrefois qualifiées de providentielles, et qu'expliquent admirablement les lois ordinaires de la physique, témoignant de l'effort et des ressources de la nature pour l'adaptation à de nouvelles conditions de vie.

Le cœur porte le stigmate d'une lésion pathologique à laquelle on doit imputer les anomalies de développement : la première est cause, les secondes, effets. De là l'extrême rareté des malformations en d'autres points de l'organisme, concurremment avec le rétrécissement ou l'occlusion d'un des orifices du cœur.

B. — *Preuves tirées de l'Anatomie comparée.*

1° Absence normale de valvules à l'orifice du bulbe aortique chez le *Lepidosiren paradoxa*. — Voilà un fait bien extraordinaire et qui est à lui seul une preuve décisive. Puisque chez cet animal qui relie les poissons aux batraciens (Milne-Edwards) les valvules manquent totalement, il est impossible de prétendre qu'il a existé un diaphragme formé par l'adossement de l'endocarde et de l'endartère.

2° Cœur de certains batraciens. — En général, les

deux oreillettes débouchent dans le ventricule par deux orifices très rapprochés l'un de l'autre, mais quelquefois un seul orifice fait communiquer les trois loges et les valvules qui le garnissent sont plus ou moins bien constituées ; elles sont rudimentaires chez la sirène.

3° Le bulbe aortique présente chez la grenouille et le crapaud une disposition aussi curieuse qu'importante. « Sa cavité est incomplètement divisée en deux canaux parallèles par des replis membraneux longitudinaux dont les bords se rencontrent mais restent distincts. Quelque chose d'analogue se remarque chez le *sirea lacertina*, c'est un bourrelet saillant, longitudinal, qui se prolonge dans toute la longueur de la paroi du bulbe » (HYRTL).

Ne prend-on pas ici sur le fait le développement progressif de la cloison qui de l'unique tronc artériel et de l'unique orifice bulbo-ventriculaire va en former deux ?

C. — *Preuves tirées de l'Embryologie.*

1° Les cloisons du cœur sont le résultat d'un bourgeonnement des parois et non les débris des cellules du tube cardiaque primitif.

2° Toutes les valvules du système circulatoire se développent par des bourgeons à la surface des canaux veineux ou artériels (poissons cartilagineux). Tel est le développement de la valvule du trou ovale qui grandit peu à peu et ne se complète qu'après la naissance. Les sigmoïdes pulmonaires elles-mêmes, d'après Almagro, ne seraient pas encore parfaitement suffisantes au moment de la naissance.

3° Démonstration directe. — N'est-on pas en droit,

des considérations précédentes, de conclure, comme je l'ai fait, que chaque valvule provient d'un bourgeon? Ne pouvant prendre pour base les données incertaines de l'embryogénie, j'étais arrivé par cette voie détournée à comprendre ainsi le développement de ces organes. Mais voilà que l'ouvrage de Kolliker, dont la traduction vient de paraître, confirme par l'observation directe cette idée dont les faits précédents m'avaient fait soupçonner la vérité. Grâce aux recherches d'Ecker, Bernays et Kœlliker, on sait aujourd'hui d'une façon positive comment se forment les orifices et les valvules du cœur.

Le cœur primitif représente un tube rectiligne d'abord, bientôt contourné en S, donnant naissance par son extrémité antérieure à deux aortes, par son extrémité postérieure aux veines omphalo-mésentériques.

De bonne heure se produit sur ce tube un étranglement qui sépare la portion auriculaire de la portion ventriculaire. Cette dernière elle-même présente un sillon longitudinal, indice de la division future de cette cavité en deux cavités secondaires, droite et gauche. C'est le sillon interventriculaire de Kœlliker.

Le cœur se recourbant de plus en plus, l'extrémité postérieure ou veineuse remonte derrière le tronc artériel. Pendant ce temps les oreillettes et les ventricules se dilatent, mais les cloisons ne sont encore qu'ébauchées. En réalité, il n'existe alors que deux cavités et un orifice de communication.

Peu à peu le septum interventriculaire se développe, s'élève de la pointe vers la base qu'il atteint vers la huitième semaine, et divise l'orifice auriculo-ventriculaire primitif en deux orifices distincts, en sorte que chaque ventricule se trouve dès ce moment isolé et possède un orifice spécial s'ouvrant dans l'oreillette. Quant à la cloison interauriculaire, elle ne s'achève qu'après la naissance.

Le bulbe aortique ou tronc artériel primitif ne présente sur le fœtus de six semaines, qu'un sillon, première ébauche de sa division future en aorte et artère pulmonaire. Des tuniques interne et moyenne de la paroi naissent des lames parallèles qui se réunissent à peu près en même temps que les ventricules s'isolent, si bien qu'à la fin de la huitième semaine chez l'embryon humain, le cœur, pourvu de deux ventricules indépendants, de deux oreillettes communicantes et de deux artères, a subi toutes les métamorphoses de la vie intra-utérine.

Examinons maintenant les deux orifices du cœur primitif monoventriculaire et les orifices dédoublés, au nombre de quatre par conséquent, du cœur biventriculaire.

Il n'y a dans le premier qu'un orifice auriculo-ventriculaire et qu'un orifice artériel. Un fait remarquable et signalé par Sappey, d'après Tonge, c'est que le bulbe aortique est déjà pourvu de six petites saillies qui se transformeront un peu plus tard en valvules semi-lunaires. De son côté, Kœlliker insiste sur le développement précoce des valvules bi et tricuspides sous forme d'épaississements hémisphériques. La cloison des ventricules et la cloison du bulbe en partageant les orifices, séparent deux par deux les valvules auriculo-ventriculaires, et trois par trois les valvules sigmoïdes ou artérielles.

Le cœur biventriculaire a donc deux orifices auriculo-ventriculaires et deux orifices artériels. Les premiers, décrits d'abord par Ecker, ont à l'origine la forme d'une fente dont les deux lèvres sont les premières ébauches des valvules définitives. La valvule tricuspide elle-même se développe par deux bourgeons seulement, ainsi que le fait déjà remarquer Cruveilhier dans son traité d'anatomie. D'après Gegenbaur et Bernays, dont les observations ont été confirmées par les recherches de Kœlliker, voici comment ces rudiments deviennent de véritables valvules.

Simples épaississements de l'endocarde les valvules, primitives sont d'abord dépourvues de cordes tendineuses et de fibres musculaires. Bientôt, du myocarde se détachent des faisceaux musculaires qui s'isolent de la paroi ventriculaire restant en rapport par leur extrémité tendineuse avec la base des valvules et par l'extrémité charnue avec les parties de la paroi voisine de la pointe. Ces cordes tendineuses et musculaires sont alors reliées dans toute leur étendue par une substance unissante, d'aspect gélatineux, mais cette substance ne tarde pas à se résorber à l'exception de celle qui, plus épaisse, va constituer les lames des valvules définitives, lesquelles ne sont réellement bien développées chez l'homme que dans le cours du 3e mois (Bernays).

Les valvules sigmoïdes, pulmonaires et aortiques ne sont d'abord représentées que par « des bourrelets hémisphériques, horizontaux, épais, d'un tissu spongieux recouvert d'endothélium ». Une des valvules est au commencement beaucoup plus petite que les deux autres. Quant au moment où elles se creusent en nid de pigeon, Kœlliker n'a pu le constater au moins chez l'homme. Sur les embryons de lapin, ce processus se fait le 16e jour.

CHAPITRE III

ENDOCARDITE FŒTALE DU CŒUR GAUCHE

A. — *Oblitération complète de l'orifice aortique*

§ 1. — Anatomie pathologique

Je n'ai pu recueillir que cinq observations, y compris celle qui m'est personnelle, d'une semblable altération. Elle est donc très rare ; l'oblitération de l'orifice pulmonaire est par contre assez commune, puisque j'en ai rencontré, au cours de mes recherches bibliographiques, au moins une quarantaine de cas.

Conformation extérieure. — L'aspect extérieur offre quelques particularités remarquables, qui sont le résultat du développement prépondérant du ventricule droit. Au lieu d'être allongé et pointu (cœur d'oiseau) comme cela se voit chez le nouveau-né, le cœur était aussi large que long, dans les deux observations où la forme est décrite (Fœrster, Haranger), sensiblement arrondi par conséquent et comme comprimé de la pointe à la base. Le sillon longitudinal n'existe pas (Fœrster) mais vers la gauche et à peu de distance du bord on voit une ligne qui, prenant naissance entre l'aorte et l'artère pulmonaire, se porte vers le bord gauche où elle se perd dans une dépression d'apparence cicatricielle, gauffrée, laiteuse, occupant la partie moyenne de ce bord et s'étendant de là à 6 millimètres sur la surface antérieure. Cette ligne et cette dépression limitent à gauche et en haut une surface convexe qui représente au plus le 1/7° de la surface antérieure totale (voir les planches, page 59).

Devilliers cependant dit que la forme était ordinaire. Quant au volume il semble augmenté dans tous les cas, sauf celui de Canton, où il est normal.

Parois ventriculaires. — Je ne trouve nulle part l'épaisseur des parois ventriculaires évaluée en millimètres. Voici mes mensurations :

Parois ventriculaires gauches...	de	10 à 12 mm.
Cloison interventriculaire......	de	7 à 8 mm.
Parois ventriculaires droites...	de	2 à 5 mm.

(Cinq millimètres au voisinage de la cloison ; l'épaisseur diminue peu à peu de cette zone vers le bord droit et la région de la pointe). Il y a donc comme un tassement des fibres musculaires, une sorte d'hypertrophie concentrique du ventricule gauche, car la cavité, on le verra bientôt, est très étroite. A droite il y a bien également hypertrophie, mais cette hypertrophie est beaucoup moins considérable et localisée au voisinage de la cloison (Haranger). Cette augmentation de volume des parois et des colonnes charnues du ventricule gauche est signalée par Canton, Fœrster et Devilliers.

Le ventricule droit est plutôt dilaté qu'épaissi : toutefois il participe également à l'hypertrophie (Romberg).

L'état de la cloison n'est indiqué dans aucune des observations. Mais comme elles sont prises avec soin, on peut supposer qu'aucune omission importante n'a été faite. Il est bien évident que s'il avait existé une communication interventriculaire, ces auteurs n'eussent pas manqué de la mentionner. Dans le cas que je relate, non seulement le septum interventriculaire n'est point ouvert mais il est beaucoup plus épais dans toute son étendue, même dans la région supérieure, l'« undefended space » des Anglais.

Cavités des ventricules. — La cavité du ventricule gauche est extrêmement étroite. « Toutes les colonnes charnues étaient, pour ainsi dire, soudées entre elles de façon à oblitérer la cavité ventriculaire et à présenter en sa place une masse pleine. Le seul vestige du ventricule était, à la partie supérieure, une petite cavité arrondie, du volume d'un pois » (Canton). C'est cette petite graine qui sert de terme de comparaison à Fœrster. La contenance du ventricule était à peine d'un centimètre cube, dans mon cas. Devilliers et Romberg se contentent de dire qu'elle était très petite.

A droite, la dilatation est telle que « la majeure partie de la masse du cœur était constituée par l'oreillette et le ventricule droits ».

Oreillettes. — Les oreillettes présentaient au double point de vue de l'épaisseur et de la capacité beaucoup moins de différence. La droite est dilatée, la gauche est normale (Canton, Haranger) ou plus ou moins rétrécie (Romberg, Devilliers).

Le trou de Botal est largement ouvert, la cloison interventriculaire est très peu développée, en sorte que la communication est béante entre les deux oreillettes. La valvule du trou ovale est dirigée vers l'oreillette droite (Romberg). Les auricules sont larges et bien conformés (Fœrster, Haranger) ce qui ne doit pas étonner, puisque leur développement est très précoce.

Orifices et valvules. — L'orifice ventriculo-aortique est complètement oblitéré. Malheureusement aucun des observateurs n'indique ses dimensions ou celles du diaphragme obturateur. Pour moi, j'ai constaté qu'il avait près de deux millimètres de diamètre.

Mais comment s'est produite cette oblitération ? Il semblerait que le mécanisme n'est pas le même dans tous les cas. D'après Canton, en ouvrant la portion ascendante de la crosse, on trouvait deux petits replis de la membrane interne indiquant la place des valvules sigmoïdes. Ces petits replis sont évidemment les débris des valvules, mais ce ne sont pas eux qui obturent l'orifice en sorte que le point où siège le rétrécissement paraît être en avant de l'embouchure du vaisseau. On serait donc en présence d'un rétrécissement préartériel ou sous-aortique, ce que viendrait confirmer l'état du reste des parois ventriculaires dont les colonnes charnues soudées entre elles oblitèrent la cavité. Cette lésion est comparable à celles observées dans l'infundibulum qui semble être assez souvent le siège de l'endocardite fœtale.

Dans tous les autres faits d'atrésie aortique, l'orifice est fermé par un diaphragme transversalement tendu et résultant de la coalescence des valvules semi-lunaires. La fusion était si complète qu'il ne restait pas le moindre pertuis. Ce diaphragme était opaque, dur, épais et très résistant.

L'état de l'orifice auriculo-ventriculaire gauche n'est pas décrit dans les observations de Canton, Fœrster, Romberg, Devilliers. J'en ai mesuré la circonférence et je l'ai trouvée égale à 12 millimètres ; le bord formait un bourrelet saillant et dur.

La valvule mitrale est profondément altérée dans trois cas ; il n'existe, dit Canton, que des traces des cordages tendineux et de la valvule mitrale ; elle est à peine distincte, d'après Devilliers. Pour moi je l'ai trouvée réduite à l'existence des cordages tendineux qui naissent directement du pourtour de l'anneau auriculo-ventriculaire. Il ne reste des lames valvulaires qu'un lambeau épais, dur, recroquevillé, près de l'orifice aortique ; les cordes tendineuses sont rigides, courtes, quelques-unes assez épaisses, les autres filamenteuses ; Romberg passe sous silence l'état de l'orifice et de la valvule. Fœrster est précis : il note qu'elle est bien conformée mais extraordinairement petite.

Les orifices du cœur droit sont très larges, les valvules tricuspide et sigmoïdes bien conformées, saines et suffisantes.

Artère pulmonaire et aorte. — Le calibre de l'artère pulmonaire est énorme ; elle est en effet beaucoup plus volumineuse qu'à l'état normal chez le fœtus et plusieurs fois plus grosse que l'aorte. Son ouverture sur une section faite à un centimètre de son origine, ne mesure pas moins de 11 millimètres tandis que celle de l'aorte est au même niveau d'à peine un millimètre (Haranger).

Les divisions pulmonaires n'offrent rien de particulier. Mais entre elles deux, continuant le tronc primitif, aussi bien par son volume que par sa direction, le canal artériel persiste beaucoup plus large que d'habitude. Devilliers y signale un étranglement circulaire, siégeant vers le milieu, indice, d'après lui, d'un commencement d'oblitération. Je n'ai pas vu ce commencement d'oblitération, loin de là : le canal, tout à fait perméable, devait dériver vers l'aorte la plus grande partie du sang. Il se continuait à plein canal avec l'aorte descendante, si bien que la crosse semblait une grosse branche collatérale (Fœrster, Romberg, Haranger). Canton ne parle pas du canal artériel, mais il est évident qu'il devait être dans les mêmes conditions.

L'état de la crosse paraît, à quelques variations près, avoir toujours été le même. Elle est plus étroite que l'aorte descendante et le canal artériel. On la voit se rétrécir de plus en plus de ce canal à son émergence du cœur, surtout au-dessous de la naissance de l'artère innommée (voir les planches). Fœrster la représente rétrécie à ses deux extrémités, élargie vers le milieu où elle offre une dilatation d'où partent le tronc brachio-céphalique, la carotide primitive et la sous-clavière gauches. Devilliers dit simplement qu'elle était moins large qu'à l'ordinaire et que les différentes branches qui en naissent ne différaient pas de l'état normal ; Romberg et Canton signalent aussi cette dernière particularité. Les artères coronaires se détachaient de l'aorte à leur place habituelle.

Au-dessous du canal artériel l'aorte avait son volume normal sauf dans le cas de Devilliers où elle était sensiblement rétrécie ainsi que toutes ses branches.

§ II. — Physiologie pathologique.

Comment expliquer et enchaîner les unes aux autres, suivant un ordre logique, toutes ces lésions ?

Étant admis comme démontré (voir plus haut le chapitre du développement des valvules) que les valvules se développent isolément et sont d'abord représentées par de simples bourgeons de l'endocarde au pourtour des orifices, on ne peut échapper à cette conclusion qu'elles se sont soudées et cela à une phase de la vie fœtale qu'on peut approximativement déterminer.

On sait, en effet, que le septum ventriculaire et la division du bulbe aortique ne se terminent qu'à la fin de la 7e semaine. C'est bien certainement après l'achèvement de ces cloisons qu'est survenue la maladie dont on vient de voir les différents reliquats. Si l'oblitération de l'orifice aortique avait précédé la formation du septum ventriculaire, celui-ci serait resté inachevé; le courant sanguin ne trouvant plus son issue physiologique, aurait maintenu béante la communication interventriculaire, comme cela arrive si souvent lorsque l'orifice pulmonaire est rétréci ou oblitéré.

Ce n'est donc pas pendant la période embryonnaire mais bien au cours de la période fœtale proprement dite que se sont produites les altérations valvulaires, altérations qu'on ne saurait par conséquent mettre sur le compte d'un arrêt de développement ou d'une malformation.

Mais il est facile d'accumuler d'autres preuves que celles tirées de l'embryogénie, pour démontrer que ces lésions sont bien le résultat d'une endocardite. Cette valvule mitrale si profondément altérée, ces cordages tendineux, épaissis, ces lambeaux rétractés, rugueux, cartilagineux d'une valve atrophiée, ce diaphragme dense, opaque, très résistant à la place de valvules qui ont à la naissance une minceur, une diaphanéité des plus remarquables, tout cet endocarde irrégulier, ridé, d'un jaune blanchâtre, ces colonnes charnues, soudées entre elles, ces parois accolées, ce rétrécissement sous-aortique, enfin cette hypertrophie concentrique si extraordinaire du ventricule gauche et de la cloison, hypertrophie constituée par le tassement des fibres musculaires, leur rétraction sur la cavité, en sorte que pris dans son ensemble, le ventricule paraît atrophié, toutes ces lésions, les unes primitives, les autres secondaires, ont bien pour point de départ une inflammation généralisée de l'endocarde gauche, personne, je crois, ne le contestera.

S'il y avait eu simplement arrêt de développement, les parois ventriculaires gauches (sans parler des lésions valvulaires) seraient restées minces comme aux premiers temps de la période fœtale ; elles ne se seraient pas soudées l'une à l'autre ; les colonnes charnues ne se seraient pas développées. On ne peut s'expliquer toutes ces modifications que par un travail inflammatoire qui a été très vif et s'est propagé de l'endocarde au myocarde, d'où hyperplasie et hypertrophie. Ce n'est pas le travail fonctionnel qu'il faut essayer d'invoquer ici, car il était nul (1) ; et d'ailleurs le cœur droit par où passait tout le sang et qui faisait tout l'effort, et devait se contracter énergiquement, était à peine hypertrophié, il était surtout dilaté.

La nature inflammatoire des lésions ventriculaires définitivement établie, il ne reste plus qu'à montrer comment toutes les autres conditions circulatoires sont

(1) Cruveilhier et bien d'autres après lui ont prétendu que cette hypertrophie n'était qu'apparente parce qu'elle était le résultat d'une forte contraction ultime du ventricule. Malgré l'autorité de Cruveilhier, je ne puis admettre ici cette explication, étant donnée l'inertie du cœur gauche qui n'avait rien à faire, et l'accolement des parois dans le fait de Canton.

la conséquence de l'oblitération de l'orifice aortique ; je veux parler du trou de Botal et du canal artériel largement perméables.

Le mécanisme de la circulation est profondément troublé du fait de l'oblitération de l'orifice aortique. C'est à ce désordre qu'il faut attribuer l'ampleur du trou de Botal et du canal artériel chez le fœtus et le nouveau-né.

Le trou de Botal reste béant, parce que le sang que déversent la veine cave inférieure et les veines pulmonaires dans l'oreillette gauche, ne pouvant fuir par le ventricule et l'aorte, doit nécessairement refluer dans les cavités droites. De là il est lancé dans l'artère pulmonaire, à l'état de mélange de sang veineux et de sang artériel, chez le nouveau-né, mélange aussi parfait que possible et distribué alors entre les branches de cette artère et le canal artériel. C'est par l'intermédiaire de ce canal seulement que l'aorte et toutes ses branches sont alimentées ; le cœur lui-même ne reçoit sa provision qu'après ce long détour et ce trajet récurrent qui s'opère à travers la crosse de l'aorte.

B. — *Endocardite aortique sans oblitération de l'orifice.*

I. — Anatomie pathologique.

Cette forme est de cinq à six fois plus commune que l'endocardite oblitérante. J'en ai rassemblé une trentaine de cas avec des altérations valvulaires plus ou moins complexes.

Orifices et valvules. — Les trois valvules aortiques ou bien une ou deux seulement sont atteintes et portent la marque d'une inflammation antérieure plus ou moins intense. Une disposition très fréquente à l'orifice pulmonaire, très rare ici, c'est la soudure des trois valves entre elles, de manière à former un diaphragme percé à son centre d'une ouverture, comme le diaphragme des instruments d'optique. « En place des valvules sigmoïdes, on trouve une lame horizontale, écrit Burguières, percée d'une ouverture lenticulaire ; cette lame formée par un tissu dense, peu élastique, est convexe régulièrement du côté de l'aorte et présente dans ce sens trois petits prolongements filamenteux. »

Quelquefois le diaphragme est moins régulier, la soudure des valves n'est pas aussi complète. Ainsi dans le fait rapporté par Blin, l'ouverture n'est pas circulaire : C'est que très probablement l'une des valvules qui est extrêmement atrophiée, a été arrêtée court dans son développement par une poussée inflammatoire plus violente : les valvules semi-lunaires de l'aorte sont insuffisantes, réduites au nombre de deux, l'une antérieure, l'autre postérieure ; elles sont épaissies, ridées, de consistance presque cartilagineuse ; les bords de ces deux valves sont adhérents entre eux. On retrouve un vestige de la troisième valvule qui s'est confondue avec une des deux autres sous la forme d'un tubercule. Il existe également plusieurs festons fibreux autour de l'orifice aortique.

Les lésions observées par Almagro sont encore plus remarquables : chaque valvule représente un losange irrégulier dont les bords libres sont soudés entre eux ; les tubercules d'Arantius n'existent pas. L'épaisseur des valvules est un peu plus considérable qu'à l'état normal, elles sont athéromateuses et la postérieure est perforée d'une ouverture très petite.

Ailleurs, les valvules sont épaissies et au nombre de deux seulement, la plus grande présentant un raphé rudimentaire (Hare).

Dans un autre cas observé par le même auteur, il y avait trois valvules, mais la plus voisine du septum mesurait sur son bord libre la moitié d'un pouce, tandis que chacune des deux autres ne mesurait que 3/8 de pouce. Elles étaient toutes trois opaques et les plus petites étaient beaucoup plus épaisses sur leur bord libre et surtout près de leur point de contact. Un raphé incomplet les séparait, n'atteignant pas jusqu'à leur bord libre. Il y avait adhérence entre la grande et l'une des petites valvules dans une certaine étendue, mais complète était la séparation entre l'autre petit segment et le grand, sur le bord libre duquel se voyait un petit nodule, comme un nodule d'Arantius, non situé sur la partie médiane, mais correspondant à l'incisure des deux petites valvules et prévenant probablement ainsi la régurgitation du sang dans le ventricule.

En résumé, soudure, épaississements, opacités, indurations, perte d'élasticité, rides, athérome, cartilagination, atrophie, perforations, absence des nodules d'Arantius, etc., voilà, très souvent réunies, les altérations valvulaires qu'on rencontre.

L'orifice aortique est presque toujours le siège d'altérations similaires. Il est rétréci en général, et le rétrécissement est quelquefois extrême (Coster et Workman), déformé, trapézoïdal, entouré de festons fibreux ou de végétations, induré, cartilagineux, etc.

L'orifice auriculo-ventriculaire et la valvule mitrale ne sont pas toujours indemnes. Ainsi la lame droite est plus courte que la gauche, l'une et l'autre étant indurées et cartilagineuses par places, les tendons rigides (Burguières). Il n'est pas très rare de rencontrer des végétations nodulaires sur la surface auriculaire, végétations qui ne doivent pas être confondues avec les hématonodules dont le professeur Parrot a montré la fréquence et la nature. L'orifice est quelquefois rétréci, quelquefois dilaté. Le plus souvent, orifice et valvule sont à l'état normal, si du moins on les suppose tels dans les cas où ils ne sont pas décrits.

A droite, il n'y a presque jamais d'altérations, sauf les cas où l'endocardite a d'abord frappé l'orifice pulmonaire. La tricuspide est athéromateuse dans le fait de Burguières, les valvules pulmonaires sont criblées de petits pertuis dans celui de Babington. Elles n'existent pas dans le cœur d'un garçon de 8 ans, examiné par Gaskoin et Peacock, mais à leur place on voit un anneau membraneux, épais, en apparence composé de fibres musculaires et de tissu endocardiaque.

L'aorte est toujours bien développée. Jamais elle n'a été trouvée aussi rétrécie que dans les cas d'oblitération de l'orifice, quelquefois elle était dilatée dans sa portion ascendante, tandis que d'autre part l'artère pulmonaire était très étroite. L'inverse a lieu : ainsi chez un enfant mort le sixième mois, Hare signale avec l'étroitesse de l'orifice aortique et probablement de l'aorte elle-même, la largeur exceptionnelle de l'artère pulmonaire qui ne mesure pas moins d'un pouce et demi de circonférence. Ailleurs, l'artère pulmonaire et l'aorte étaient normales.

Etat des cloisons et du canal artériel. — Un des points les plus intéressants dans cette question de l'endocardite fœtale, c'est l'état des orifices et des canaux temporaires. La fréquence de la persistance d'une ou de plusieurs de ces voies de communication entre le système artériel et le système veineux, imprime un caractère bien spécial aux inflammations congénitales des valvules du cœur. Je reviendrai plus loin sur cette question ; il ne s'agit pour le moment que de constater les faits, je les interprèterai dans le paragraphe suivant.

Sur 25 observations que j'ai réunies, treize fois il existe au moins une de ces communications anormales : huit fois le trou de Botal est ouvert, cinq fois le septum interventriculaire est perforé et quatre fois le canal artériel est resté perméable. Dans deux circonstances, l'orifice pulmonaire était plus altéré que l'orifice aortique. Un rétrécissement, voilà la lésion vulgaire, celle qu'on rencontre du reste si fréquemment à l'orifice pulmonaire avec l'inocclusion des cloisons ou du canal artériel.

Les dimensions des orifices anormaux ne sont pas toujours les mêmes : quelquefois l'ouverture est béante, quelquefois plus ou moins étroite ; les tissus environnants sont plus ou moins altérés ; les bords de l'ouverture du septum ventriculaire ont été trouvés indurés, tendineux, en sorte qu'il n'y a pas eu là seulement arrêt de développement, mais travail inflammatoire. La fosse ovale est dans quelques cas pourvue d'une valvule incomplète ou très lâche et insuffisante. Quant au canal artériel, largement perméable ici, il est presque oblitéré et n'admet qu'un petit stylet ailleurs. Il est très altéré dans un cas de Rokitansky et réduit dans celui d'Almagro à un simple orifice de communication entre les deux artères accolées.

Parois et cavités. — Il n'est pas aisé de faire la part exacte de ce qui revient à chaque côté du cœur : la plupart des observateurs se contentent de signaler l'hypertrophie générale de l'organe. La pointe était bifide dans un cas de Rokitansky. La cloison, outre les ouvertures déjà étudiées, s'est présentée sous des aspects variables, tantôt épaissie, tantôt très mince, quelquefois déviée.

L'endocarde porte souvent des traces du travail phlegmasique, dans les deux ventricules, dans l'oreillette gauche et sur la cloison : épaississements, opacités, apparences tendineuses, etc. Des altérations semblables ont été vues une fois sur le péricarde.

§ II. — Physiologie pathologique.

Il est bien évident que toutes ces lésions ne sont pas contemporaines et ce serait tomber dans une grossière erreur que de les rapporter indistinctement à la période fœtale. Il n'est pas douteux, par exemple, que dans les cas où la vie s'est prolongée, jusqu'à 19 ans, 34 ans, il s'est surajouté aux altérations primitives des altérations secondaires. Je ne fais pas actuellement allusion à l'augmentation de volume des parois, mais aux lésions valvulaires qui se sont accrues avec le temps. On sait, en effet, par les travaux de Burguières et de Peacock entre autres, combien les malformations congénitales des valvules et des orifices prédisposent aux endocardites chroniques. C'est d'ailleurs la confirmation d'un fait bien connu en médecine que les lésions rhumatismales des valvules, après une poussée aiguë, vont s'aggravant peu à peu et d'une façon sourde, chez la plupart des individus. On a prétendu, il est vrai, que chez les enfants la réparation des lésions inflammatoires de l'endocarde peut être intégrale, mais il faut, pour cela, qu'elles aient été peu intenses. Quand elles ont produit des soudures de valvules, des déformations d'orifice, avec persistance ou non d'une des voies temporaires de la circulation, comme dans les cas où l'endocardite date de la vie intra-utérine, cette restauration parfaite est impossible et par conséquent, le fonctionnement étant vicieux, l'aggravation des lésions primordiales est non seulement toujours imminente, mais toujours en voie de s'accomplir. Exception doit être faite pour les cas où l'adhésion de deux valvules n'a pas empêché leur développement et où il n'existe ni rétrécissement ni insuffisance.

Il est donc bien difficile de différencier anatomiquement ce qui doit être imputé à la première poussée inflammatoire de ce qui est le fait des manifestations consécutives. Comment reconnaître, par exemple, que les valvules se sont soudées avant ou après la naissance ? Peacock, à la vérité, a essayé autrefois d'indiquer les caractères différentiels entre les lésions congénitales et les lésions survenues ultérieurement. Mais Bouillaud fait très justement remarquer que les altérations sont absolument identiques dans l'une et l'autre circonstance et cela ne saurait surprendre. Il en doit être ainsi chaque fois que la maladie dont a souffert le fœtus s'est développée tardivement. On conçoit que dans les conditions opposées cependant, il y ait quelque différence : que l'endocardite survienne de bonne heure arrêtant une ou deux valvules dans leur développement et les soudant entre elles, l'autre valvule, supposée indemne ou peu altérée, va grandir démesurément, pendant que les deux autres atrophiées, rudimentaires, non creusées en nids de pigeon, forment des tubercules irréguliers ou une lame rigide avec un raphé plus ou moins prononcé.

Cette disposition toute particulière de l'appareil valvulaire ne fût-elle pas compliquée de la perméabilité du canal artériel ou de la communication entre les deux oreillettes ou les deux ventricules, est assez caractéristique pour faire admettre une endocardite fœtale. On voit bien chez l'adulte une ou deux valvules s'adapter progressivement aux dimensions de l'orifice afin de suppléer la troisième ou les deux autres profondément altérées, raccornies, et devenues insuffisantes, mais on reconnaît toujours alors dans ces valvules des organes rétractés après avoir atteint leur complet développement.

Le doute est quelquefois légitime : c'est lorsque les lésions valvulaires n'ont pas entraîné la persistance d'une des voies circulatoires normales pendant la vie intra-utérine. On ne peut alors se faire une opinion, opinion toujours attaquable jusque dans certaines limites, qu'en s'appuyant sur les données cliniques.

J'attache donc une grande importance pour la détermination de l'âge auquel se sont produites les lésions valvulaires et ostiales, à la présence d'une de ces anomalies. Pour moi, je pense qu'une endocardite fœtale qui est assez intense pour laisser après elle un rétrécissement notable d'un des orifices artériels ou auriculo-ventriculaires, doit fatalement empêcher l'une ou l'autre des voies circulatoires temporaires de s'oblitérer, tout aussi bien qu'une obstruction complète des orifices. En effet, le sang ne trouvant plus un débouché suffisant par les canaux ordinaires est forcé, non de se frayer un nouveau passage, puisque ce passage existe physiologiquement à cette période de l'évolution, mais de se porter en plus grande abondance par ces passages encore ouverts. Sous l'influence du courant plus fort, le développement est entravé, le cloisonnement des cavités et l'oblitération du canal artériel ne peuvent s'achever. C'est ainsi, dans l'espèce, que l'obstacle situé à l'origine de l'aorte détermine, si l'occlusion est complète, la persistance d'au moins deux voies circulatoires de la période fœtale, et s'il n'y a que rétrécissement, la persistance de l'une ou de l'autre seulement et très exceptionnellement de deux. Je ne connais aucun fait d'obstruction aortique, totale ou partielle, avec communication interventriculaire, interauriculaire et interartérielle. Ainsi parmi les treize cas que j'ai colligés, huit fois il n'y a qu'une seule communication de suppléance, et cinq fois il y en a deux. Cette triple communication entre les deux systèmes à sang rouge et à sang noir, est au contraire assez commune lorsque l'atrésie siège à l'orifice pulmonaire. Ces anomalies, je le répète, sont fréquentes et, pour quelques-unes, vraiment spéciales à l'endocardite congénitale. On ne saurait assurément en faire un criterium anatomique, car il n'est pas sans exemple qu'une perforation de l'une ou de l'autre cloison se soit produite chez l'enfant ou chez l'adulte ; Bouillaud refuse même de reconnaître congénitales les communications interventriculaires. Mais réunies à d'autres anomalies, mais rencontrées chez des individus qui ont de tout temps présenté des symptômes d'affection cardiaque, ces lésions deviennent presque pathognomoniques. Quoi d'ailleurs de plus rare que la perforation de la cloison des oreillettes consécutive à une maladie bien observée chez l'adulte ? Quoi de plus commun que la persistance du trou de Botal chez des sujets jeunes encore et dont l'histoire clinique a pu faire soupçonner souvent une malformation congénitale ? Enfin quelle raison plausible objecter aux cas assez fréquents où le canal artériel est resté perméable ? Almagro qui a fait une étude complète sur ce sujet affirme avoir toujours rencontré un rétrécissement ou une obstruction d'un des orifices artériels avec la persistance de ce canal.

En résumé, c'est un des traits les plus remarquables de l'endocardite fœtale assez violente pour mettre obstacle au cours du sang au niveau des orifices artériels, de maintenir ouvertes des voies qui devraient se fermer peu de temps après la naissance. C'est ce qu'on observe dans plus de la moitié des endocardites du cœur gauche et bien plus souvent encore dans les endocardites du cœur droit.

C. — Endocardite mitrale.

§ I — Anatomie et physiologie pathologiques.

Les manifestations précédemment étudiées de l'endocardite congénitale avaient toutes pour caractère commun d'être d'ancienne date déjà. Pour dire vrai, les localisations aortiques se sont toujours présentées avec des apparences de chronicité qui permettent de les rapporter à une période peu avancée de la vie intra-utérine. Il n'en va pas toujours ainsi des lésions de la valvule mitrale. Si elles sont assez souvent contemporaines de celles de l'orifice et des valvules aortiques et par conséquent relativement vieilles, elles sont quelquefois beaucoup plus récentes. On a surpris le processus inflammatoire sur le fait, en activité. L'endocardite mitrale aiguë congénitale a été plusieurs fois observée. Il ne s'agit point ici de ces petites végétations désignées par le professeur Parrot sous le nom d'hématonodules ; Ce sont bien des lésions de nature inflammatoire que celles auxquelles je fais allusion. En voici d'ailleurs plusieurs tableaux, dont le premier est emprunté à une observation publiée dans la thèse de Blache et recueillie par mon cher maître, le professeur Hayem :

« On voit un boursoufflement œdémateux du bord libre de la valvule tricuspide et des sigmoïdes de l'artère pulmonaire. Le bord libre de la valvule mitrale présente une altération analogue, moins prononcée. Les sigmoïdes aortiques sont partaitement saines. » (Voir plus loin l'obs.)

Un autre fait non moins remarquable c'est celui de Massmann : « Le ventricule droit est deux fois plus volumineux que le gauche, son tissu musculaire est fort et épais ; dans les valvules mitrale et tricuspide, dépôts nombreux, granuleux, d'un rouge vif, d'une consistance gélatineuse. Les valvules elles-mêmes sont étroites et insuffisantes, l'oreillette droite dilatée, le trou de Botal ouvert. »

Chez un enfant mort quelques jours après sa naissance, ayant présenté de fréquents accès de dyspnée, de la cyanose, du refroidissement des extrémités, un bruit systolique et un bruit diastolique et du frémissement cataire dans la région précordiale, Bednar a vu le cœur hypertrophié, la valvule mitrale épaissie, couverte de nombreuses petites végétations ; il en existait quelques-unes aussi dans le ventricule droit près de la valvule tricuspide.

Il faut citer encore Gerhardt qui décrit ainsi le cœur d'un enfant de quatre mois emporté par une tuberculose aiguë : « Le ventricule gauche est hypertrophié, l'oreillette droite est distendue par un coagulum fibrineux. Les valvules aortiques et pulmonaires sont normales ; la tricuspide est amincie, la mitrale raccourcie, parsemée de taches rouges, renflée sur son bord libre ; les cordages tendineux sont épaissis, soudés entre eux ; le trou de Botal est fermé. »

On lit dans une observation de Norman Moore que chez une femme de 20 ans, qui depuis sa naissance avait la respiration courte, la face cyanosée au moindre effort, les doigts déformés, en massue, etc., la valvule tricuspide était frangée de végétations sessiles très nombreuses ainsi que la valvule mitrale, l'orifice pulmonaire rétréci par l'union partielle des valvules, l'aorte et ses valvules normales, la cloison interventriculaire perforée à la partie supérieure, etc.

Que l'on compare les lésions, elles sont dans chaque cas à peu près semblables et par la forme, et par la localisation à droite et à gauche. Ce sont même ces caractères tout à fait spéciaux qui me font ne pas hésiter à ranger dans la catégorie des endocardites mitrales congénitales le cas de N. Moore. Or un fait important vient corroborer cette manière de voir. C'est, outre la soudure des valvules pulmonaires, l'inocclusion de la cloison interventriculaire. Quant aux autres observations, l'âge des sujets qui est de trois jours (Hayem), 24 heures (Massmann), quelques jours (Bednar), 4 mois (Gerhardt), est une sûre garantie de l'opinion que je soutiens d'accord d'ailleurs avec les auteurs qui ont recueilli l'histoire de ces malades.

Il est intéressant de noter, au point de vue de l'étiologie, que, dans le fait relaté par le professeur Hayem, la mère était atteinte de pneumonie lorsqu'elle accoucha. La cause qui avait provoqué chez elle cette inflammation du parenchyme pulmonaire n'a-t-elle pas provoqué également l'endocardite chez le fœtus ? Je suis très disposé à l'admettre.

On a vu plus haut, dans les paragraphes qui traitent des altérations des valvules aortiques, que la valvule mitrale n'est pas toujours indemne. Quelquefois l'endocardite s'est localisée à la seule valvule mitrale. Quelques mots sur ces manifestations isolées du processus phlegmasique. On peut adopter ici la classification que j'ai suivie pour la description des lésions aortiques : oblitération complète de l'orifice auriculo-ventriculaire gauche, rétrécissement plus ou moins considérable de cet orifice par adhésion, déformation, épaississements, etc., des lames valvulaires.

L'oblitération complète est très rare : je n'en connais guère que deux ou trois cas et, les détails manquant, il est impossible d'apprécier la valeur de ces faits. Il est certain pourtant qu'ils ne doivent pas être confondus avec ceux où on a constaté un orifice auriculo-ventriculaire unique, le cœur étant biloculaire. L'orifice auriculo-ventriculaire primitif s'est bien dédoublé, mais ses bords se sont soudés, semble-t-il, presque aussitôt, puisque la valvule ne s'est pas formée. Cette adhésion s'est produite de bonne heure, car la cloison interventriculaire n'est pas développée ou n'est indiquée que par un fort relief musculaire (Fœrster) ou est largement ouverte à sa base (Parise), etc.

D'autres fois, l'orifice n'est pas complètement oblitéré ; mais il est réduit à une simple fente comme dans le fait de Blackmore. Je m'empresse d'ajouter que mon opinion n'est pas bien faite au sujet de ces lésions. Elles s'accompagnent de vices de conformation parfois si extraordinaires qu'il est très possible en réalité que l'inflammation n'ait joué là aucun rôle.

Mais il est des circonstances où la nature des lésions ne saurait être mise en doute. C'est lorsqu'on est en présence de végétations, d'épaississements, d'opacités, de dépôts osseux, d'adhérences anormales, de transformations calcaires ou cartilagineuses, de déformations considérables, etc.

Je laisse de côté les altérations concomitantes de toutes sortes, primitives ou secondaires. L'énumération en serait fastidieuse, sans nul intérêt, car elles n'ont le plus souvent d'autre rapport ensemble qu'un rapport de coïncidence. Ainsi, pour donner un exemple, il est bien certain que la persistance du trou de Botal n'est pas la conséquence des végétations de la valvule mitrale dans le cas relaté par Barlow, mais bien de l'endocardite tricuspidienne qui a été assez intense pour fermer l'orifice auriculo-ventriculaire droit par une ligne d'apparence cicatricielle. L'inflammation plus violente à droite s'est éteinte à gauche. Qu'on se reporte aux observations, chacune renferme son enseignement.

CHAPITRE IV

DE QUELQUES ANOMALIES VALVULAIRES ET OSTIALES DE NATURE NON INFLAMMATOIRE

Le premier chapitre de ce travail renferme quelques aperçus sur la nature et l'origine de ces anomalies. Inutile d'y revenir. Je n'ai plus à présent qu'à les passer en revue.

1° *Anomalies valvulaires*. — Elles ont rapport au nombre et aux dimensions.

Les anomalies numériques sont de deux ordres : les anomalies par excès et les anomalies par défaut. Les premières sont plus rares que les secondes. Ainsi sur 41 cas, Peacock n'en compte que neuf ayant trait à des valvules surnuméraires, desquels huit appartiennent à l'orifice pulmonaire, et un seul à l'orifice aortique. A ce fait, il en faut ajouter un second, consigné par Nadaud dans le *Bulletin de la société anatomique* pour 1855. Il s'agit d'une femme de 85 ans ; la valve surnuméraire était très petite.

Ce sont donc les valvules pulmonaires qu'on trouve le plus souvent en excès. La raison ? Je l'ignore.

L'état des valvules est très variable dans ces conditions d'augmentation de nombre :

1° Les quatre valvules sont bien conformées et d'égales dimensions, tout à fait saines.

2° Une ou deux sont petites, rudimentaires, et quelquefois adhérentes à l'une des grandes valves adjacentes.

3° Il y en a deux grandes et deux petites.

4° Très exceptionnellement on a vu cinq segments et seulement à l'orifice pulmonaire ; chaque fois les segments étaient très altérés.

5° Une fois j'ai trouvé avec le verticille des valvules ordinaires, une valvule surnuméraire placée plus haut que les autres, très petite mais bien conformée (Babington). Il y a là comme un vestige de la disposition observée chez les poissons cartilagineux.

Les anomalies par défaut sont beaucoup moins rares et, chose remarquable, tandis que les anomalies par excès sont surtout l'apanage de l'orifice pulmonaire, les anomalies par défaut appartiennent surtout à l'orifice aortique.

Les auteurs qui se sont occupés de ces phénomènes tératologiques n'ont pas assez différencié les cas. Peacock par exemple confond sous le titre : « Irregularities of the valves » des états absolument dissemblables. Il n'y a aucun rapport entre les anomalies numériques par défaut, par absence complète de l'une d'elles, et la réduction apparente des segments valvulaires par soudure. La première condition ressortit à la tératologie, la seconde est du domaine de la pathologie et je renvoie aux paragraphes précédents pour les faits de cet ordre.

Pour les autres, ils ne sont pas le résultat d'une maladie, mais d'une aberration du processus de développement. Les deux valvules ont bien leur individualité propre : l'une d'elles n'est pas la représentation de deux organes soudés ; elles ont été deux et non trois dès l'origine. On ne trouve, en effet, rien qui indique la trinité primordiale : ni frein sur la face supérieure, ni sillon sur la face inférieure, ni double nodule d'Arantius, ni la moindre division d'une valve en sinus géminés. Les deux valves sont d'ailleurs parfaitement saines à moins que les sujets chez lesquels on les a rencontrées n'aient été atteints, à une époque quelconque de leur existence, d'une endocardite, ou que cette disposition de l'appareil valvulaire n'offre pas assez de résistance aux efforts du sang.

J'avais supposé que peut-être avec une anomalie par défaut à l'un des orifices, coïncidait à l'autre orifice une anomalie par excès : mon hypothèse n'était pas fondée. J'ai même trouvé des observations où l'anomalie par défaut est double. Ainsi dans un fait rapporté par Peacock, il n'y avait que deux valvules à chaque orifice artériel ; et dans un autre constaté par Bouillaud, avec deux valvules aortiques seulement, il n'y avait aucune trace de l'appareil valvulaire à l'origine de l'artère pulmonaire.

L'anomalie par défaut peut donc être si complète qu'il y ait absence totale de valvules sigmoïdes à l'un ou à l'autre orifice. En même temps s'observent d'autres monstruosités cardiaques qui n'ont pas toujours été incompatibles avec une existence d'une certaine durée. Dans le cas de Worthington, la vie se prolongea jusqu'à l'âge de deux ans et dans celui de Bouillaud jusqu'à 35 ans. Encore le malade succomba-t-il à une affection cérébrale. C'est là un des plus curieux exemples de cette force de conservation qui permet aux individus et aux organes de s'adapter aux conditions de vie même les plus défavorables, quand ces conditions, préparées peu à peu, ne jettent pas un trouble subit dans le travail physiologique.

Les anomalies de nombre ne sont pas les seules anomalies valvulaires. Bernutz a observé un cas très remarquable d'anomalie valvulaire par excès de développement : « L'orifice aortique, dont la circonférence offre les dimensions qu'on a données comme moyennes de l'état normal, est surtout rétréci par les valvules sigmoïdes qui paraissent avoir des dimensions beaucoup trop considérables pour l'ouverture qu'elles doivent fermer ; aussi, plissées sur elles-mêmes, elles ne peuvent s'appliquer contre les parois du vaisseau. » On peut à bon droit considérer cet état des valvules comme congénital, en présence surtout et d'une malformation semblable d'une lame de la mitrale et de la persistance du canal artériel ; mais quelle explication en donner ? Actuellement, aucune.

2° *Anomalies ostiales*. — Elles consistent simplement en un arrêt de développement. Il n'y a pas trace évidente de lésion organique. L'orifice est étroit et non rétréci. Quelquefois, l'aorte présente au-dessus son calibre accoutumé ; quelquefois, elle est elle-même très étroite dans toute son étendue. « Ce rétrécissement n'était causé, dit Andral, par aucune production accidentelle, par aucun épaississement appréciable des différents tissus qui constituent le pourtour de l'orifice aortique. » De même dans l'observation de Burguières : « L'embouchure de l'aorte présente un rétrécissement considérable, son diamètre n'étant que de trois lignes ; les valvules aortiques sont petites et en rapport avec l'orifice, parfaitement saines d'ailleurs et suffisantes. L'aorte elle-même, près de son origine, est d'un très petit volume ; mais, après un court trajet, elle reprend insensiblement son calibre normal, ce qui rend très manifeste ce rétrécissement. Du reste, le pourtour de l'orifice aortique, les valvules et les parois de l'aorte ne présentent aucune altération de texture. »

Les anomalies de la valvule mitrale et de l'orifice auriculo-ventriculaire gauche sont moins connues, peut-être parce qu'elles sont moins fréquentes. J'ai déjà signalé les dimensions beaucoup plus grandes d'une des lames, relativement à l'autre (Bernutz) et les dimensions minuscules de l'appareil tout entier dans un cas de coalescence des sigmoïdes aortiques (Fœrster). L'orifice auriculo-ventriculaire gauche présente quelquefois une étroitesse congénitale due à un arrêt de développement et alors l'orifice aortique est lui-même resté étroit sans autre altération ou l'est devenu par suite de lésions inflammatoires.

C'est peut-être ici le lieu de rappeler que le trou de Botal a été plusieurs fois trouvé fermé à la naissance. (Vieussens, E. Pye-Smith, Vernon, etc.)

CHAPITRE V

PIÈCES JUSTIFICATIVES

1° *Endocardite fœtale avec oblitération complète de l'orifice aortique.*

Observation I (Haranger).

Endocardite fœtale du cœur gauche : oblitération complète de l'orifice aortique par soudure des valvules ; altération considérable de la valvule mitrale ; larges dimensions du trou de Botal et du canal artériel ; cavité du ventricule gauche très étroite avec des parois très épaisses ; septum interventriculaire hypertrophié et fermé ; grande capacité et hypertrophie du ventricule droit ; calibre énorme de l'artère pulmonaire, très petit de l'aorte ascendante. (Observation personnelle, recueillie dans le service de M. le professeur Hayem.)

Le cœur dont il s'agit est celui d'un enfant nouveau-né, mort cinq jours après sa naissance. Rien ne put d'abord faire soupçonner la lésion : toutes les fonctions semblaient s'accomplir régulièrement. Mais le 4e jour, en prenant le sein, l'enfant se cyanosa et eut plusieurs accès de suffocation. L'alimentation devint impossible ; la coloration violacée prit un caractère persistant, les extrémités se refroidirent et la mort arriva, dans les convulsions, à la fin du cinquième jour.

La mère ne put nous signaler aucune circonstance particulière au cours de sa grossesse. Elle n'avait éprouvé rien d'anormal du côté de l'utérus. Elle-même est une femme de fort belle apparence et d'une robuste santé. Le père est rhumatisant ; la dernière attaque n'était terminée que depuis six semaines lors de la conception. Pas de syphilis ; pas de monstruosité dans l'une ou l'autre famille.

Autopsie. — Poids total de l'enfant 2,800 gr.

Le cordon n'est pas encore tombé.

Cerveau 350 gr. bien conformé.

Cervelet, protubérance et bulbe 30 gr.

Pas trace de liquide céphalo-rachidien.

Foie 128 gr.

Rate 2 gr.50

Les deux reins ensemble : 35 gr., mais l'un pèse 15 et l'autre 20 gr. Ce dernier présente une congestion intense. Quelques-unes des pyramides de Malpighi sont le siège de foyers apoplectiques occupant toute leur épaisseur, toute leur étendue. La compression en fait sortir des caillots noirs, épais, diffluents. On voit également des noyaux d'apoplexie dans la substance corticale et dans les colonnes de Bertin, mais plus petits et moins nettement circonscrits. La surface externe de ce rein qui est très mamelonnée, est presque uniformément noire. Il existe d'ailleurs des lésions semblables dans l'autre rein, mais la surface ne présente que quelques îlots noirs.

Les deux testicules sont descendus dans les bourses.

Thymus 8 gr.

Poumons. Pas d'ecchymose sous-pleurale. Foyers d'atélectasie disséminés, de volume variable ; le plus gros sur le bord postérieur du poumon gauche. L'insufflation fait complètement disparaître cet état.

Cœur 32 gr., d'une forme bizarre et qui frappe dès l'abord : au lieu d'être allongé et pointu (cœur d'oiseau) comme cela s'observe chez les nouveau-nés, il est au contraire élargi, sensiblement arrondi et comme comprimé de la pointe à la base. Chose remarquable, il n'y a pas de sillon longitudinal, mais vers la gauche et à peu de distance du bord, existe une ligne qui, prenant naissance entre l'aorte et l'artère pulmonaire, se porte vers le bord gauche où elle se perd dans une dépression d'apparence cicatricielle, gaufrée, laiteuse, occupant la partie moyenne de ce bord et s'étendant à 6 mm. sur la surface antérieure. Cette ligne et cette dépression limitent à gauche et en haut une surface convexe qui représente au plus le 1/7 de la face antérieure.

En résumé, pas de pointe, bords arrondis et, sur le milieu de la demi-circonférence ou bord gauche, une encoche assez profonde où aboutit le sillon sinueux et superficiel qui parcourt, en la divisant très inégalement, la face antérieure.

Semblable disposition de la face postérieure.

Le sillon qui en avant et en arrière vient aboutir à l'encoche du bord gauche est parcouru par des vaisseaux qui ne sont autres que les coronaires longitudinaux. Il semble donc que l'encoche représente le point où se ferme le grand cercle vasculaire du cœur, c'est-à-dire la pointe, et que la petite surface saillante à gauche du sillon correspond au ventricule gauche, tandis que tout le reste, soit les 6/7 de la face antérieure, appartiendrait au ventricule droit. Cette hypothèse sera justifiée par l'examen des cavités. Mais un autre fait la rend déjà plus vraisemblable : c'est la différence énorme de volume qui existe entre l'artère pulmonaire et la crosse aortique. Cette dernière, en effet, de son origine à la naissance de l'artère innominée égale à peine la mammaire interne en grosseur.

Une incision faite sur le bord gauche et prolongée deux centimètres au delà de l'encoche, permet de constater les détails suivants. De la base du cœur à l'encoche ou pointe, parois très épaisses ; au-dessous, beaucoup plus minces. Au niveau de l'encoche, cloison musculaire qui sépare deux cavités, l'une supérieure très étroite, c'est le ventricule gauche ; l'autre inférieure très grande, c'est le ventricule droit.

Évaluée en millimètres, l'épaisseur de ces différentes régions est égale à 10 ou 12 pour les parois ventriculaires gauches, à 7 ou 8 pour la cloison interventriculaire, à 5 pour les parois ventriculaires droites au voisinage de la cloison et à 2 ou 3 seulement dans les parties éloignées.

Le ventricule droit représente à lui seul la presque totalité du cœur. Au contraire, le ventricule gauche est réduit à de si petites dimensions qu'il offre une contenanee d'à peine un centimètre cube.

La surface interne de cette dernière cavité est de couleur jaunâtre semée de taches blanches ; les colonnes charnues sont très

PLANCHE

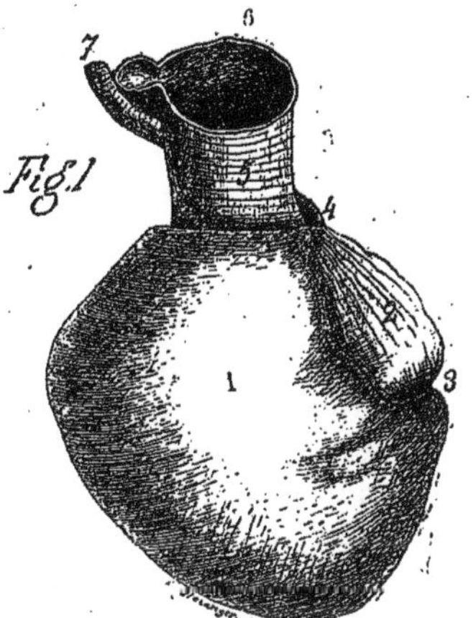

Fig. I (*grandeur naturelle*)

1. Face antérieure du ventricule droit.
2. Face antérieure du ventricule gauche.
3. Encoche représentant la pointe du cœur.
4. Origine de l'aorte.
5. Tronc de l'artère pulmonaire.
6. Section de l'artère pulmonaire au niveau de la bifurcation et de l'origine du canal artériel.
7. Section de l'aorte.

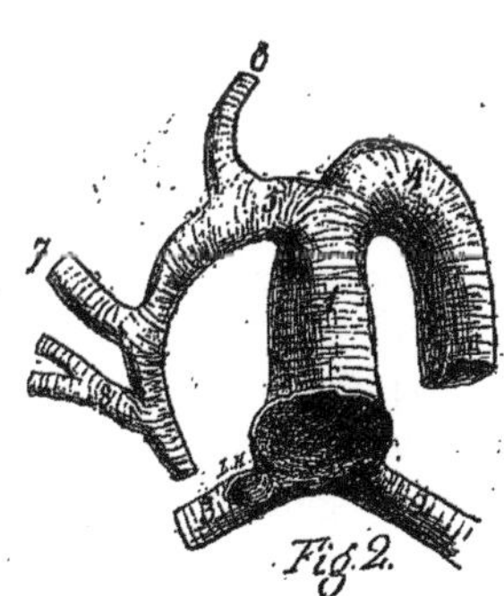

Fig. II (*rétrécie d'un 1/6*)

1. Canal artériel.
2. et 3. Branches pulmonaires.
4. Aorte descendante.
5. Crosse de l'aorte.
6. Sous-clavière gauche.
7. Carotide gauche.
8. Tronc innominé.

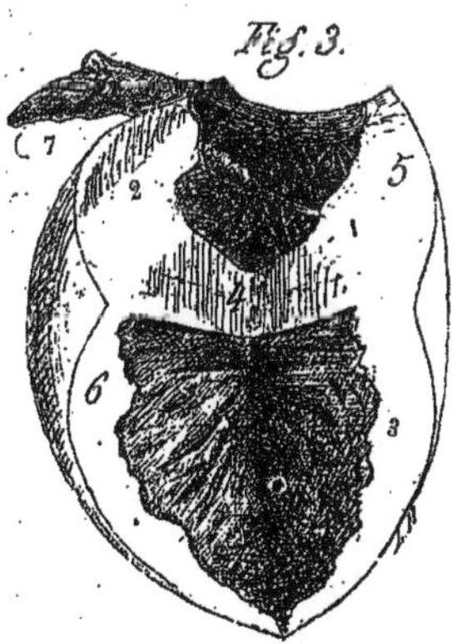

Fig. III (*grandeur naturelle*)

1. Cavité ventriculaire gauche.
2. Orifice auriculo-ventriculaire avec débris de la mitrale.
3. Cavité ventriculaire droite.
4. Cloison interventriculaire.
5. Parois ventriculaires gauches.
6. Parois ventriculaires droites.
7. Auricule gauche.

courtes mais très épaisses, eu égard à la capacité ventriculaire. La valvule mitrale est pour ainsi dire réduite à l'existence des cordages tendineux qui naissent directement du pourtour, saillant comme un bourrelet, de l'orifice auriculo-ventriculaire, il n'existe des lames valvulaires qu'un lambeau épais, dur, comme cartilagineux, près de l'orifice aortique. L'anneau auriculo-ventriculaire mesure 10 mm. de circonférence.

Les valvules aortiques sont totalement soudées entre elles en sorte qu'il n'y a pas la moindre ouverture perméable du ventricule dans l'aorte. La coalescence est si complète qu'il est impossible de retrouver trace de la séparation primitive des trois valvules ; à leur place existe un simple diaphragme membraneux, très étroit, de deux millimètres de diamètre, dense et résistant ; il y a donc, fait exceptionnel, oblitération absolue de l'orifice aortique.

L'oreillette gauche présente ses caractères ordinaires, mais le trou de Botal est énorme, il n'y a, à dire vrai, pas de cloison interauriculaire. La communication entre les deux cavités veineuses est béante.

Le cœur droit est volumineux, ses parois épaisses, mais inégalement, sa capacité considérable. Il forme à lui seul presque toute la masse de l'organe.

L'artère pulmonaire est d'un calibre énorme relativement à celui de l'aorte : en effet, son ouverture, sur une section faite à un centimètre de son origine mesure 11 mm. de diamètre tandis que celle de l'aorte est au même niveau d'à peine deux millimètres. A un centimètre et demi de son origine, elle se trifurque ; deux petites branches se rendent l'une au poumon droit, l'autre au poumon gauche ; la troisième qui, par son volume et sa direction, continue le tronc de l'artère pulmonaire, après un trajet de deux centim., se divise elle-même en deux grosses branches recourbées en forme de crosse : l'une descend à droite, un peu plus petite, l'autre descend à gauche, un peu plus volumineuse. Cette troisième branche n'est autre évidemment que le canal artériel, considérablement développé. Quant aux deux crosses, celle de droite représente la crosse aortique, celle de gauche l'aorte thoracique ou descendante. Mais ici elles sont toutes deux descendantes, physiologiquement parlant ; de plus, elles ne sont pas la continuation directe l'une de l'autre, le canal artériel détournant pour ainsi dire à son profit l'aorte thoracique et paraissant émettre la crosse droite comme une branche collatérale. Aussi voit-on la crosse gauche s'élever un peu plus haut que la droite et l'emporter par son volume. Elle descend le long de la colonne vertébrale sans offrir de particularité remarquable.

Il n'en est pas de même de la crosse droite : celle-ci se porte vers le cœur en diminuant progressivement de volume, en sorte que d'un diamètre de 6 mm. au niveau de la bifurcation du canal artériel, elle n'est plus large que de deux millimètres à son point d'émergence, ou mieux dans ce cas particulier, de terminaison, c'est-à-dire immédiatement au-dessus des valvules coalescentes de l'orifice ventriculo-aortique. Elle donne successivement naissance de haut en bas à l'artère sous-clavière gauche qui émerge à 6 mm. de la bifurcation du canal artériel ; le tronc diminue brusquement de volume après la naissance de cette branche, au-dessous de laquelle, à une distance de 10 mm., s'élève la carotide primitive gauche. Tout près de cette dernière, naît l'artère innominée qui se bifurque presque aussitôt en carotide et sous-clavière du côté droit. La crosse qui, jusqu'à l'origine de cette branche, avait conservé un volume de plus de 3 mm. de diamètre, se rétrécit subitement de près de moitié et va s'implanter sur le ventricule gauche, sans plus se modifier.

Les artères coronaires sont de petites dimensions ; la droite cependant est d'un calibre à peu près normal.

Au point de vue fonctionnel, voici ce qui ressort de cet examen anatomique : le sang du cœur gauche passait en totalité dans le cœur droit par le trou de Botal, puisque l'orifice aortique était complètement obturé. Le ventricule droit le chassait dans l'artère pulmonaire qui le distribuait en partie aux poumons, le reste à tout l'organisme par le canal artériel et les deux crosses aortiques. Le sang, arrivant à toute l'économie, poumons compris, était donc un mélange de sang veineux et de sang hématosé, pendant les quelques jours que vécut l'enfant.

La pathogénie de ces lésions semble pouvoir se résumer dans ces mots : Endocardite fœtale survenue à une époque où la cloison interventriculaire était déjà complètement formée.

Obs. II. (Devilliers, *Union médicale* 1860).

Une femme de 36 ans, d'une bonne constitution, et n'offrant aucun vice de conformation apparent, a eu cinq grossesses. Dans les deux premières, qui se sont terminées à terme et d'une manière normale, les enfants du sexe masculin, nés bien portants en apparence, n'ont vécu que quelques jours, et sont morts subitement sans cause appréciable. La troisième grossesse n'a pas dépassé le troisième mois ; la quatrième est arrivée jusqu'à terme et l'enfant, qui était un garçon, est mort à 13 mois d'une inflammation gastro-intestinale, dit-on. Enfin, la cinquième grossesse, dont le cours n'a été troublé par aucune indisposition particulière, s'est terminée, après un travail rapide (deux heures et demie) par la naissance d'un enfant mâle, fort, pesant 3000 grammes environ, et offrant tous les caractères de la maturité.

Ce dernier enfant, que j'ai vu naître et que j'ai pu observer, resta, pendant les jours qui suivirent sa naissance, très calme, dormant toujours, ne criant pas et ne prenant que fort peu et avec difficulté les seins de la mère, qui cependant étaient bien conformés. La respiration était normale ainsi que les évacuations alvines; bientôt une teinte ictérique se répandit sur toute la surface de la peau, mais je ne remarquai jamais aucune trace de cyanose.

Le cinquième jour, l'enfant se trouvait dans le même état et de plus ne voulait ni prendre le sein, ni même avaler le lait qu'on lui instillait dans la bouche. Vers huit heures du soir, il jeta trois ou quatre cris plaintifs, puis il expira tout d'un coup et tranquillement.

Voici ce que l'autopsie me permit de reconnaître : tous les tissus étaient fortement colorés en jaune ; il existait une congestion prononcée de tous les vaisseaux capillaires, dont le sang offrait la teinte du sang veineux. Le foie, la rate, le cerveau et ses membranes étaient gorgés de sang noir et leur tissu ne présentait pas d'autre altération qu'une plus grande consistance. Il en était de même du tissu des poumons, qui était congestionné et ne crépitait pas sous la pression des doigts, mais qui pourtant surnageait.

Le cœur occupait sa position normale, et paraissait fort volumineux et avec ses formes ordinaires. Mais je m'aperçus bientôt que la majeure partie de sa masse était constituée par l'oreillette et le ventricule droits qui, en effet, ne formaient qu'une seule et vaste cavité gorgée de sang noir. La valvule tricuspide ne présentait qu'une très faible saillie sur les parois, qui elles-mêmes avaient une épaisseur proportionnée à la grandeur de cette partie de l'organe. Dans la cavité du ventricule, les colonnes charnues étaient peu nombreuses et peu développées, et l'insertion de l'artère pulmonaire avait lieu, en avant et en haut, par une ouverture large et régulière du reste. L'oreillette recevait les veines caves supérieure et inférieure insérées à leur place ordinaire ; mais le trou de Botal loin de commencer à s'oblitérer, comme cela aurait dû avoir lieu, restait largement ouvert ; sa cloison postérieure semblait manquer et était remplacée par un bord mousse, sa cloison antérieure n'offrait qu'une saillie modérée à bords mousses aussi. Le ventricule gauche, beaucoup plus petit que le droit, ne présentait qu'une cavité très étroite et des parois charnues épaisses, dont les colonnes étaient très courtes ; la valvule mitrale était à peine distincte, de telle sorte que le ventricule communiquait par une ouverture libre avec l'oreillette gauche qui, bien que petite, était relativement moins étroite que le ventricule, et entrait largement en communication avec les cavités droites par le trou de Botal. Sur la paroi supérieure de cette oreillette, je distinguai très bien les quatre veines pulmonaires réunies deux à deux ; il en existait même une cinquième près de celles destinées au poumon droit. Mais lorsque par l'étroite cavité du ventricule gauche, je voulus faire pénétrer un stylet dans l'aorte, je ne pus jamais y parvenir. En effet, les valvules sigmoïdes semblaient être restées soudées entre elles et la lumière du vaisseau était complètement oblitérée. En introduisant le stylet par la crosse de l'aorte, je pus le faire arriver aisément jusqu'à l'obstacle à travers un canal qui, cependant, était moins large qu'à l'état normal ; au-dessous de la crosse, le vaisseau conservait encore un volume en général bien inférieur à celui de l'artère pulmonaire. Quant aux diverses divisions de l'aorte en sous-clavières, carotides, iliaques, etc., elles ne différaient pas de l'état normal.

Il me reste à parler de l'artère pulmonaire. Ce vaisseau qui, comme je l'ai dit, prenait naissance à la partie antérieure du ventricule droit à sa place ordinaire, était beaucoup plus gros que l'aorte, ses divisions pulmonaires n'offraient rien de particulier ; mais, vers le milieu de sa continuation sous le nom de canal artériel, il présentait un étranglement circulaire, indice d'un commencement d'oblitération conforme aux lois ordinaires, car, en ce même point, la lumière du vaisseau était notablement rétrécie et ses parois beaucoup plus épaisses.

Obs. III (Canton)

In Trans. of the path. soc. of London, t. II, p. 38, 1849.

L'enfant, du sexe féminin, naquit au terme révolu de la grossesse. Il vécut deux jours et mourut dans les convulsions, ayant eu jusqu'à leur apparition les apparences de la bonne santé.

Le cœur avait son volume normal, sa situation ordinaire ; les cavités auriculaire et ventriculaire droites étaient très élargies, l'artère pulmonaire aussi.

Toutes les colonnes charnues du côté gauche, étaient soudées entre elles de façon à oblitérer la cavité ventriculaire et à présenter en sa place une masse pleine.

Le seul vestige du ventricule était, à la partie supérieure, une petite cavité, arrondie, du volume d'un petit pois et renfermant des traces des cordages tendineux et de la valvule mitrale.

L'orifice aortique était complètement oblitéré et en ouvrant la portion ascendante de la crosse de bas en haut, on trouvait deux petits replis de la membrane interne indiquant la place des valvules sigmoïdes. L'oreillette gauche était normale, le trou ovale très large et les artères coronaires naissaient à leur place habituelle et se ramifiaient comme d'ordinaire. (Trad. pers.)

Obs. IV (R. Romberg)

In Tiedmann's Verengung und Schliessung der Pulsadern, 1843 (*Résumée*).

Romberg a trouvé chez un enfant qui avait respiré avec difficulté, dont la face était cyanosée et qui mourut le quatrième jour après sa naissance, les cavités droites du cœur très dilatées, leurs parois épaissies ; l'oreillette et le ventricule gauches très petits et sans trace d'orifice aortique ; le trou ovale grand ouvert et sa valvule dirigée *vers l'oreille droite* ; l'artère pulmonaire envoyait aux poumons ses branches ordinaires et le canal artériel à l'aorte. De la crosse naissaient les artères carotides et sous-clavières. (Traduction personnelle.)

OBS. V (FŒRSTER).

In Misb. des Menschen. — Oblitération de l'orifice aortique.

Enfant ayant vécu 9 jours.

La face antérieure du cœur n'est représentée que par le ventricule droit, à cause de la diminution de volume considérable du ventricule gauche.

Absence complète du sillon longitudinal.

La cavité ventriculaire gauche est en effet si petite qu'elle peut à peine contenir un pois de volume moyen. Ses parois sont épaisses.

Orifice de l'aorte complètement oblitéré.

Valvule mitrale bien conformée, mais extrêmement petite.

Trou ovale ouvert. Auricules bien développées.

Quatre veines pulmonaires débouchent dans l'oreillette gauche.

Valvule tricuspide normale. Infundibulum très développé.

Artère pulmonaire large, pourvue de valvules saines, donne naissance aux deux branches pulmonaires et se continue à plein canal avec l'aorte descendante par l'intermédiaire du canal artériel. La crosse de l'aorte se détache de ce tronc pulmo-aortique pour atteindre le cœur. Elle est rétrécie à ses deux extrémités, élargie vers le milieu où elle donne naissance aux branches ordinaires. (Traduction personnelle.)

2° *Endocardite aortique sans oblitération de l'orifice.*

Obs. I (Burguières).

In Des vices de conformation des orifices du cœur considérés comme causes des maladies de cet organe. (Thèse 1841.)

Fille âgée de 19 ans, d'une maigreur et d'une débilité extrêmes ; non encore réglée ; dit avoir toujours eu une très mauvaise santé et tousse presque habituellement. Vers la fin de l'hiver de 1836, elle fut prise d'un crachement de sang, puis d'un point de côté et de fièvre ; elle caractérise sa maladie en disant qu'elle a eu une fluxion de poitrine ; elle fut saignée plusieurs fois. Depuis cette époque elle ne s'est jamais complètement rétablie ; elle a conservé une toux qui lui revient par accès, et pendant laquelle elle est dans un état d'angoisse extrême.

Des palpitations qu'elle dit avoir été très légères auparavant se sont développées et suivent presque toujours les accès de toux ou même le plus léger exercice. Depuis trois mois, les membres inférieurs ont commencé à se tuméfier.

Outre ces renseignements, voici ce que nous avons constaté à son entrée ; la face, d'un jaune terreux, présente une espèce de bouffissure ; les lèvres, les ailes du nez et les paupières sont violacées. Les jambes et les cuisses sont tuméfiées et œdémateuses. L'appétit est assez vif, parfois bizarre ; les digestions, en général difficiles, augmentent le désordre des fonctions respiratoires. La respiration est très pénible et très haute, la malade est obligée de rester presque continuellement assise dans son lit.

La toux, brève, fréquente, revient par accès, pendant lesquels la face prend une teinte violacée. La poitrine est bombée en avant, un peu plus à gauche qu'à droite ; elle est sonore excepté au niveau de la région précordiale, et en arrière et en bas, où il y a de la matité des deux côtés.

Le bruit d'expansion pulmonaire est généralement très faible, et masqué presque partout par du râle sibilant et ronflant. L'impulsion du cœur est très forte ; le premier bruit est remplacé par un fort bruit de souffle, qui se prolonge et couvre en partie le second bruit très sourd. Le pouls est très petit, filiforme, présente de temps en temps quelques irrégularités. L'impulsion est également peu forte dans les carotides et dans les sous-clavières ; par une pression médiocre à l'aide du stéthoscope sur les points correspondants à ces vaisseaux on entend un bruit de souffle.

Une saignée, l'usage de la potion avec la teinture de digitale, un régime sévère procurèrent à la malade quelque amélioration ; mais elle voulut alors se lever, se promener au grand air et retomba bientôt dans un état plus grave.

Le 17 septembre, la dyspnée est très considérable, la toux pour ainsi dire coupée par une douleur déchirante.

Au-dessous du sein gauche, les battements du cœur sont tumultueux et précipités, le pouls toujours très petit et plus irrégulier. On applique quatre ventouses à la région précordiale et une nouvelle saignée est pratiquée.

Le 18, même état, vomissements bilieux abondants.

Le 19, battements du cœur toujours tumultueux mais très sourd ; la matité est devenue plus étendue à la région précordiale ; un vésicatoire est appliqué dans ce point.

Le 20, dyspnée et angoisse extrême ; mort à neuf heures du soir.

Autopsie cadavérique, trente-six heures après la mort. — Point de ridigité cadavérique, œdème considérable des membres inférieurs remontant jusqu'aux hanches. La cavité pleurale droite renferme deux verres de sérosité transparente ; la cavité gauche contient environ deux litres de liquide opalin, troublé par de fausses membranes récentes. Les deux poumons sont légèrement emphysémateux à leurs bords libres antérieurs. Le péricarde est fortement distendu, cette membrane étant incisée, il s'en écoule une liqueur laiteuse, dans laquelle nagent de fausses membranes lamelleuses ; quelques-unes de ces lamelles adhèrent à la surface du cœur qui est recouverte en quelques points par des plaques peu denses, à surface grenue ; la face interne du péricarde présente le même aspect.

Le cœur lui-même est très volumineux, son diamètre vertical est de quatre pouces quatre lignes, le transversal de quatre pouces huit lignes. La capacité du ventricule gauche est très petite, à peine logerait-elle la dernière phalange de l'index ; ses parois sont très épaisses et ont en plusieurs points jusqu'à quatorze lignes. Les colonnes charnues, très volumineuses, concourent encore à rétrécir la cavité ; plusieurs tendons de la valvule mitrale sont indurés ; celle-ci présente à sa lame gauche plusieurs petits points cartilagineux ; la lame droite, beaucoup plus courte que la gauche, n'a pas plus de trois lignes de hauteur ; elle offre aussi quelques points indurés. Immédiatement au-dessous de cette lame raccourcie, on aperçoit à la base de la cloison interventriculaire, une ouverture de deux lignes de diamètre qui communique librement dans le ventricule droit ; les bords en sont mousses, blanchâtres et comme tendineux. Le ventricule droit est d'une grande capacité ; ses parois, d'une fermeté remarquable, ont jusqu'à trois lignes d'épaisseur ; les lames de la valvule tricuspide sont légèrement épaissies, et d'un rouge brun intense. Les oreillettes sont distendues par du sang, la gauche est d'un volume énorme, plus du double de ce qu'elle est ordinairement. L'artère pulmonaire est saine. L'orifice aortique présente une circonférence bien au-dessous de la normale : un pouce deux lignes, (la moyenne étant de deux pouces cinq lignes d'après M. Bouillaud) ; en place des valvules sigmoïdes, on trouve une lame horizontale, percée à son centre d'une ouverture lenticulaire ; cette lame, formée par un tissu assez dense, un peu élastique, est convexe régulièrement du côté de l'aorte, et présente dans ce sens trois petits prolongements filamenteux. Le commencement de l'aorte, pendant trois à quatre pouces de trajet environ, participe au rétrécissement, qui se prolonge encore, quoique moins marqué, jusqu'à l'origine des artères brachio-céphalique, carotide et sous-clavière, lesquelles sont également d'un petit calibre.

Obs. II (Blin).

In Bulletin de la Société anatomique, 1854, p. 119.

Rétrécissement de l'orifice aortique chez un enfant de cinq ans par déformation et adhérences congénitales des valvules aortiques. — Rétrécissement de l'orifice aortique.

D..., âgé de cinq ans 1/2, est entré, le 7 avril 1854, dans le service de M. Roger, à l'Hôpital des Enfants, pour une tumeur blanche du genou gauche et une affection du cœur.

L'enfant, depuis sa naissance, a toujours présenté une respiration un peu gênée ; il y a un an, il fut pris de douleur dans les deux genoux. Trois mois après, dans le genou gauche débuta la tumeur blanche. État actuel : lors de l'entrée à l'hôpital, pas d'œdème, matité précordiale assez étendue, souffle rude au premier temps, avec maximum à la base du cœur ; pouls vif et fréquent.

Mort, le 6 mai, des progrès de la lésion articulaire.

Autopsie. — Hypertrophie du ventricule gauche ; endocarde épaissi et injecté ; valvules sigmoïdes de l'aorte insuffisantes ; celles-ci sont réduites au nombre de deux, l'une antérieure, l'autre postérieure ; elles sont épaissies, ridées, de consistance presque cartilagineuse. Les bords libres de ces deux valvules sont adhérents entre eux. On retrouve un vestige de la troisième valvule qui s'est confondue avec une des deux autres, sous forme d'un tubercule ; il existe également plusieurs festons fibreux autour de l'orifice aortique.

Le trou de Botal n'est pas complètement fermé. L'aorte présente, au niveau de la crosse, une dilatation assez considérable. Le foie et les reins sont congestionnés.

Obs. III (Almagro).

In Etude cliniq. et anatomo. path. sur la persistance du canal artériel. (Thèse, p. 57.)

Femme âgée de 19 ans. Pas d'antécédents rhumatismaux héréditaires ni personnels. Était née à terme, bien portante et bien constituée en apparence. Ce n'est que vers l'âge de trois ans qu'on remarqua qu'elle se cyanosait en pleurant ; à 5 ans, palpitations et dyspnée. Les médecins qui l'examinèrent alors la considérèrent comme une malade *curieuse*. Ne put jamais se livrer à aucun exercice pénible ; à partir de 10 ans, fréquents accès de suffocation, pendant lesquels la figure et les bras devenaient bleuâtres ; gêne considérable et continuelle de la respiration ; expuition fréquente de crachats sanguinolents et épistaxis ; battements de cœur violents et très pénibles pour la malade ; faiblesse générale du système musculaire ; à 16 ans, premières règles ; bon appétit habituel. Sommeil pénible.

Dans les derniers mois seulement œdème et ascite.

Diagnostic d'après les signes physiques : rétrécissement de l'artère pulmonaire avec communication probable des cavités droites et gauches du cœur et hypertrophie considérable de cet organe.

Autopsie. — Cœur de bœuf. La forme du cœur est irrégulière ; la pointe a disparu. Le sillon longitudinal antérieur est placé à l'union du 1/5e gauche avec les 4/5es droits de la face antérieure qui conséquemment est formée presque en totalité par le ventricule droit. Le sillon longitudinal postérieur est situé dans la ligne médiane de la face postérieure.

Trou de Botal complètement oblitéré.

Parois du ventricule gauche plus épaisses qu'à l'état normal ; l'endocarde n'est pas épaissi.

La cloison interventriculaire n'est perforée en aucun point.

Les orifices ventriculo-artériels et auriculo-ventriculaires sont plus larges qu'à l'état normal. Les valvules sont saines, sauf l'orifice et les valvules aortiques qui sont profondément altérées.

Cet orifice, au lieu d'être circulaire et entouré d'une membrane fibreuse, souple, mince et régulière, est au contraire trapézoïdal et son ouverture n'a que 11 mm. de diamètre ; les bords sont indurés et au doigt on sent une résistance cartilagineuse ; de ces bords partent six petits cordons durs, irréguliers, qui vont se perdre dans la substance charnue du cœur ; les valvules aortiques sont aussi altérées ; leur forme n'est pas normale, car le triangle qu'elles représentent habituellement est remplacé dans chaque valvule par des losanges irréguliers : le bord adhérent de chaque valvule se comporte comme à l'ordinaire, mais les bords libres sont soudés entre eux ; la partie où se trouvent les tubercules d'Arantius est effacée et ces tubercules n'existent pas ; dans chaque valvule on voit une légère infiltration athéromateuse sous forme de petites taches disséminées. La valvule postérieure est perforée d'une ouverture très petite qui a moins d'un millimètre de diamètre ; l'épaisseur des valvules est un peu plus considérable qu'à l'état normal.

L'aorte présente dans ses diverses parties des différences importantes de diamètre. A sa sortie du ventricule, il est de 0m 025 et sa circonférence de 0m 050. Immédiatement au dessous du tronc brachio-céphalique, la circonférence est de 0m 065. Entre la carotide gauche et l'insertion du canal artériel, le diamètre de l'aorte est de 0,019 et après cette anastomose de 0,026, de manière qu'on pourrait dire que cette artère augmente de calibre par cette communication anormale.

Le canal artériel est resté perméable pour établir une large communication entre l'aorte et l'artère pulmonaire. L'épaisseur de ce canal était analogue à celle de l'aorte et plus grande que celle de l'artère pulmonaire. Son diamètre est de un centimètre, sa surface interne lisse, grise et polie.

Les artères aorte et pulmonaire (dont les valvules sont un peu insuffisantes) ne présentent aucune altération dans leur surface interne.

Obs. IV (Babington).

Cyanose causée par la persistance du canal artériel avec maladie des valvules aortiques, etc. (Trad. pers.)

Femme de 34 ans, chétive et toute rabougrie, pâle, bouffie, à réseau capillaire dessiné en noir.

Scarlartine à 16 ans. — Jamais ni rhumatisme, ni autre cause connue de maladie de cœur.

Vers l'âge de 6 ans, palpitation, dyspnée, douleur précordiale, œdème des jambes.

Elle était aussi sujette à de la toux ; expectoration abondante, accidentellement mêlée de sang.

A 15 ans, elle reprend le dessus. Menstruation assez régulière d'abord.

A 20 ans, ses malaises reparaissent et la menstruation devient rare, irrégulière et cesse à 28. Mais à chaque période cataméniale, douleur et aggravation de tous les symptômes.

A son entrée à l'hôpital, son état est très grave. Impulsion du cœur très forte, les deux bruits sont prolongés et s'entendent par toute la poitrine, le second principalement. Ils s'accompagnent de deux bruits de scie rudes dans toute la région précordiale, etc. Pouls irrégulier.

Wilkinson-King apprenant qu'elle était née à 7 mois, diagnostiqua une persistance du canal artériel.

Autopsie. — Les poumons étaient petits, emphysémateux sur les bords, comme carnifiés par places, paraissant n'avoir jamais respiré en ces régions (atélectasie, état fœtal).

Le cœur était gros. Quelques très petites végétations sur la face auriculaire de la valvule mitrale à son insertion sur l'anneau auriculo-ventriculaire. L'endocarde du ventricule gauche est épaissi, opaque. L'orifice aortique est rétréci. Végétation de la grosseur d'une aveline sur la face ventriculaire de la valvule antérieure osseuse et crétacée; sur la face aortique de cette valve, orifice conduisant dans cette végétation. Une autre valve est perforée de plusieurs petites ouvertures (six). Végétations fibrineuses sur la face ventriculaire. La 3e valve est fixée par une forte bande fibreuse à la paroi ventriculaire, elle est perforée dans une grande partie de sa longueur.

Dans l'aorte à 1/4 de pouce au-dessus de cette valve, existe une petite valvule supplémentaire formant un petit sac.

L'origine de l'artère pulmonaire est très dilatée, ses valves sont aussi perforées de petits trous.

L'aorte est rétrécie dans toute sa longueur, juste en face ou un peu au-dessus de l'origine de l'artère sous-clavière gauche. Sur la petite courbure de l'aorte, se voit une bande très étroite sur plus du 1/3 de la circonférence du vaisseau, dont elle rétrécit énormément le calibre. Immédiatement au delà de cette bande, est un orifice circulaire de la largeur d'une plume d'oie, entourée, dans sa partie la plus étroite, de petites végétations et conduisant dans l'artère pulmonaire : vestiges du canal artériel. En ce point, les deux artères sont en contact parfait en sorte que, à la rigueur, il n'y a pas de canal, mais un simple orifice. Presque en face de cet orifice, la paroi aortique présente des saillies de deux pouces 1/2 de long, et de près de 1/4 de pouce d'épaisseur dans la lumière du vaisseau. Dans toute la longueur de l'aorte, d'ailleurs, nombreux dépôts athéromateux. *(Résumé)*.

Obs. V (Coster et Workman).

In Trans. of the path. soc. of London, vol. XVIII, p. 54.

Lésions des valvules aortiques chez une fille de 4 ans.

L'enfant mourut subitement dans un accès de coqueluche. Elle avait toujours joui d'une bonne santé. Jamais de rhumatisme. Elle était de temps en temps sujette à une dyspnée légère et à de la douleur dans le côté gauche. On ne s'en inquiétait guère.

Parois du ventricule gauche hypertrophiées, orifice aortique extrêmement resserré, valvules très épaisses et soudées ensemble. Dans la crosse de l'aorte, plaque d'athérome.

Toutes les autres valvules étaient saines. Vu l'âge de la petite patiente, la question se pose de savoir si les lésions valvulaires datent de la vie fœtale ou non. Il est probable qu'elles sont con génitales, l'enfant ayant toujours joui d'une bonne santé et n'ayant jamais souffert de rhumatisme. (Trad. pers.)

Obs. VI (Cooper Rose).

In Trans. of the path. soc. of London, vol. XXIV, p. 68.

Malformation congénitale des valvules aortiques.

Enfant de 13 ans: symptômes de gêne circulatoire depuis la naissance ; au moindre effort, dyspnée et lividité des lèvres, battements tumultueux du cœur. Le second bruit du cœur était absent ou si faible qu'on ne l'entendait pas, à cause de l'extrême ataxie de l'organe à chaque tentative d'auscultation. Les symptômes s'aggravèrent avec l'âge.

Étant allé en Suisse à 11 ans, il se trouva mieux sous tous les rapports, mais plus particulièrement du fait de l'absence complète de dyspnée, tant qu'il vécut sur les plateaux élevés où l'atmosphère était plus ou moins raréfiée.

Il mourut subitement.

Autopsie. — Corps bien développé. Cœur hypertrophié, surtout le ventricule gauche. Toutes les valvules sauf les aortiques sont saines ainsi que l'endocarde. Il n'y avait pas de traces évidentes d'inflammation. L'orifice de l'aorte, au lieu de valvules, était pourvu d'un diaphragme conique ferme, inélastique, semi-cartilagineux, s'élevant vers l'aorte, percé à son centre d'une petite ouverture béante par laquelle régurgitait le sang à chaque battement du cœur. (Trad. pers.)

Obs. VII (Rokitansky).

Traduction due à l'obligeance de mon excellent collègue et ami Babinsky.

Il s'agit d'un jeune apprenti menuisier âgé de quinze ans; mort le 6 juillet 1867, peu de jours après son entrée à l'hôpital général, après une maladie fébrile de 17 jours. Le cœur présente deux pointes ; sa partie musculaire est altérée, pâle, parsemée de nombreux petits foyers purulents qui altèrent et perforent l'endocarde. Le ventricule gauche est élargi. L'aorte est située plus à droite, derrière l'artère pulmonaire, la paroi postérieure du cône artériel est remarquablement plus longue et surtout présente une forte voussure dont la concavité regarde la cloison postérieure.

L'aorte présente une telle torsion que sa valvule postérieure est dirigée à droite. Au-dessus d'elle est située la petite portion membraneuse.

Les valvules de l'artère pulmonaire sont placées de telle sorte que la valvule antérieure est dirigée un peu en dedans, la gauche en avant et la droite en arrière. Dans la partie antérieure de la cloison et en haut, se trouve une ouverture arrondie qui est située à gauche au-dessous de la valvule aortique droite à 10 millimètres au-devant de la partie membraneuse, présentant un diamètre de 9 millimètres et délimitée en bas par un bord musculaire tourné à droite et revêtu d'un endocarde épaissi. A droite dans le cône artériel, l'ouverture apparaît à 13 millimètres au-devant de la partie membraneuse, juste au-dessous de la valvule droite de l'artère pulmonaire, comme une ouverture petite, présentant 6 millim. de diamètre et entourée par une bandelette fibreuse, large de 4 millim., placée sur le rebord musculaire et se continuant en haut avec la valvule aortique droite. A partir de cette bandelette, l'endocarde du cône surtout sur sa paroi antérieure est épaissi, d'aspect blanc, la valvule aortique droite qui répond à l'ouverture est épaissie surtout près de sa base et il y a de petits pertuis fins sur les valvules pulmonaires, surtout près de leurs commissures. L'aorte et l'artère pulmonaire présentent un calibre normal, le foramen ovale est ouvert, le conduit artériel est fermé.

Obs. VIII (Hare).

In Trans. of the path. soc. of London, vol. XI, p. 46.

Malformation du cœur.—Rétrécissement de l'aorte (deux valvules seulement). — Persistance du canal artériel.

Enfant du sexe masculin, observé pendant les trois derniers mois de sa vie, mort le sixième. Voici les phénomènes qu'il présenta : dyspnée, toux, convulsions, teinte sombre quoique non cyanique ; poitrine globuleuse ; impulsion du cœur forte, surtout marquée à gauche ; bruit rude et fort, entendu presque par toute la poitrine, mais surtout au sommet, systolique, plus aigu dans la troisième partie de sa durée totale qu'au commencement et à la fin. Dans les six derniers jours, il devint moins fort et perdit ce caractère particulier.

Cœur gros, poids deux onces et quart. L'oreillette gauche était un peu plus épaisse que la droite, bien que toutes deux de volume à peu près normal. L'endocarde auriculaire gauche parut plus opaque et plus épais que de coutume. Trou ovale clos. L'orifice auriculo-ventriculaire gauche n'admettait que l'extrémité d'un petit doigt de taille moyenne ; le droit admettait ce doigt jusqu'à la première articulation. Ventricule gauche très épais, même au sommet. Ventricule gauche également hypertrophié ; orifice aortique un peu irrégulier de forme et plus étroit que d'ordinaire ; ses valvules sont épaissies et au nombre de deux seulement, la plus grande présente un raphé rudimentaire. L'artère pulmonaire a un pouce et demi de circonférence. Les trois valvules saines, le canal artériel ouvert. (Traduction personnelle.)

Obs. IX (Hare).

In Trans. of the path. soc. of London 1848.

Perforation du septum ventriculaire avec malformation des valvules aortiques et imparfaite inocclusion du trou ovale.

Enfant mâle, âgé de quatorze mois, bronchite à quatre mois et demi, à sa naissance était fort, mais depuis devint chétif et délicat, avait l'aspect vieillot, avait toussé de temps en temps. Jamais de cyanose. Émaciation ; couleur de la peau, jaune. Les veines de la tête étaient très développées, la respiration rapide et le pouls presque imperceptible.

Bruit râpeux à gauche du sternum, plus distinct et plus fort à la pointe du cœur où il était en réalité très fort, le sommet battait à sa place ordinaire. De ce point vers l'extrémité supérieure du sternum, le bruit morbide devenait moins fort quoique restant très distinct encore. A droite du sternum il s'entendait beaucoup moins qu'à gauche ; on l'entendait aussi quoique faiblement dans la région interscapulaire gauche.

Trois mois plus tard, au niveau du mamelon gauche, la poitrine était un peu plus bombée qu'à droite. La pointe du cœur battait un pouce et demi au-dessous et un pouce à gauche du mamelon gauche, soit dans le sixième espace intercostal où on pouvait sentir un frémissement. Le son de percussion était obscur du bord du sternum jusqu'à un pouce au delà du mamelon gauche et légèrement mat dans la région sous-axillaire du même côté. Supérieurement la matité commençait à la seconde côte et s'étendait inférieurement à la septième ; la matité la plus complète se trouvait autour du mamelon. Un fort bruit systolique de scie ou de râpe s'entendait, masquant le premier bruit naturel, devenant de moins en moins distinct vers le sternum et plus faible encore à droite de cet os. A peine entendait on le second bruit à son siège d'élection. Le murmure était très distinct dans l'espace interscapulaire gauche quoique moins fort que dans la région antérieure de la poitrine.

L'enfant mourut à la fin du sixième mois à partir de l'époque où il fut atteint de bronchite et de pneumonie.

Autopsie. — La partie supérieure du péricarde était très fortement adhérente au sternum par de vieilles fausses membranes.

Le cœur occupait une partie considérable du côté inférieur gauche de la poitrine et avait refoulé le poumon correspondant en haut et en dehors.

Les deux ventricules droit et gauche étaient dilatés. Chaque auricule était très allongé. Une très petite communication existait entre les deux oreillettes, le trou ovale n'étant pas complètement oblitéré. Le septum ventriculaire était normal dans ses 2/3 inférieurs, mais vers sa base il présentait une apparence tendineuse, et juste au niveau de l'origine de l'aorte se trouvait un orifice circulaire ; sur le côté droit du septum, l'orifice était en partie masqué par la tricuspide, quoiqu'il fût aussi large (3/16e de pouce) de ce côté que de l'autre. Les valves tricuspides, pulmonaires et mitrales étaient normales. Les aortiques étaient bien au nombre de trois, mais la plus voisine du septum ventriculaire mesurait sur son bord libre la moitié d'un pouce, tandis que chacune des deux autres, ne mesurait que 3/8e de pouce. Elles étaient toutes trois opaques et les plus petites étaient beaucoup plus épaisses sur leur bord libre et surtout près de leur point de contact. Un raphé incomplet les séparait, n'atteignant pas jusqu'à leur bord libre qui paraissait légèrement recourbé en bas vers la cavité ventriculaire. Il y avait adhérence entre la grande et l'une des petites valvules dans une certaine étendue. Mais complète était la séparation entre l'autre petit segment et le grand, sur le bord libre duquel se voyait un petit nodule, comme un nodule d'Arantius, non situé sur la partie médiane, mais correspondant à l'incisure des deux petites valvules et prévenant probablement ainsi la régurgitation du sang dans le ventricule. L'artère pulmonaire et l'aorte étaient normales, le canal artériel imperméable.

L'absence de cyanose est probablement due dans ce cas au large calibre de l'artère pulmonaire. (Trad. pers.).

Obs. X (Andrew).

In Trans. of. the path. soc. of London, t. XVI, p. 81

Malformation congénitale des valvules pulmonaires. — Deux valvules aortiques seulement. — Persistance du canal artériel et du trou de Botal.

Rebecca, six ans, enfant de belle apparence. Face légèrement cyanosée, teinte normale ailleurs ; pas de déformation des doigts. Pouls, 108, régulier, moyen, mais un peu frémissant. La respiration a toujours été courte depuis la naissance ; la dyspnée s'accroît à la moindre impression de froid, épistaxis fréquentes et abondantes ; pas de rhumatisme ; père et mère bien portants ; grand'mère maternelle morte de maladie de cœur, etc., etc.

Pas de changement appréciable dans les signes physiques pendant les 18 mois qu'elle fut observée. Morte d'érysipèle.

Autopsie. — Persistance du canal artériel dans lequel on peut introduire une sonde fine.

Persistance du trou de Botal.

Valvules tricuspides épaissies et rétractées.

Valvules pulmonaires, soudées, en forme d'entonnoir ; très petite ouverture triangulaire au sommet de l'entonnoir.

Ventricule droit énormément hypertrophié.

Le calibre de l'artère pulmonaire est normal, mais les parois sont certainement plus épaisses qu'à l'ordinaire.

La valvule mitrale paraît saine, mais les valvules aortiques sont un peu épaissies et deux d'entre elles sont soudées. (Trad. pers.)

Obs. XI (Peacock et Furze).

In Trans. of the path. soc. of London, t. XI, p. 183.

Trou ovale largement ouvert. Rétrécissement de l'orifice aortique.

La malade, fillette de 8 ans, quoique toujours délicate, n'avait jamais été sérieusement malade jusqu'au moment où elle eut la rougeole, 2 ans avant sa mort.

Elle présentait, quand elle fut examinée pour la première fois, tous les symptômes de l'asthme cardiaque et un murmure systolique dans la région précordiale, avec un maximum d'intensité au-dessous du mamelon.

Autopsie. — Cœur volumineux pesant six onces et demi. Orifice aortique très rétréci mesurant 19 lignes de circonférence tandis que l'orifice pulmonaire mesurait 36 lignes. Les valves aortiques ne présentaient aucun autre signe de maladie, qu'un certain degré d'épaississement et d'opacité; elles étaient d'ailleurs parfaitement suffisantes. Les ventricules étaient très dilatés et leurs parois considérablement hypertrophiées. Les valves auriculo-ventriculaires et pulmonaires, quoique légèrement opaques ou par place un peu épaissies, étaient par ailleurs saines. Les oreillettes étaient très élargies et, surtout la gauche, hypertrophiées. Le trou ovale était grand ouvert et admettait facilement l'index, sa valvule tout à fait lâche était incapable de le fermer.

Ce cas offre un exemple de persistance du trou ovale occasionnée par le rétrécissement, ou plus exactement, par une étroitesse originelle de l'orifice aortique, persistance rarement observée dans ces circonstances, fréquente au contraire dans les rétrécissements pulmonaires.

Il n'y eut jamais de cyanose manifeste, le rétrécissement n'ayant pas été assez considérable pour déterminer une notable congestion veineuse. (Trad. pers.)

Obs. XII (Gaskoin et Peacock).

In Trans. of the path. soc. of London, 1868.

Malformation du cœur. Rétrécissement de l'orifice pulmonaire. Aorte naissant des deux ventricules, valvules très malades.

Garçon de 8 ans et demi qui depuis sa naissance avait présenté les symptômes ordinaires de la maladie bleue.

Cœur de forme anormale très large. Le ventricule droit formait la partie la plus considérable de la face antérieure de l'organe. L'aorte était très grosse, l'artère pulmonaire très étroite. Cavité ventriculaire droite très large, parois épaisses et fermes, infundibulum très petit; orifice pulmonaire si rétréci qu'il ne livre passage qu'à une plume de corbeau. *Pas de valvules pulmonaires* mais à leur place un anneau membraneux, épais, en apparence composé de fibres musculaires et de tissu endocardiaque.

Septum ventriculaire incomplet dans une grande étendue, en sorte que l'aorte communique avec les deux ventricules.

Ventricule gauche, relativement au droit, petit et flasque.

Valvules aortiques extrêmement malades très épaisses et opaques surtout vers leurs bords libres. La portion ascendante de l'aorte était extraordinairement large tandis que l'artère pulmonaire était très étroite et ses parois minces.

Le trou de Botal était fermé. (Trad. pers.)

Obs. XIII (Schuler).

In Diss. de morb. cœrul. Eniponte, 1810.

Enfant mâle, cyanose quelques jours après la naissance, mort au bout de sept semaines. Les poumons étaient d'un rouge foncé. L'oreillette droite gorgée de sang et ses parois plus épaisses qu'à l'ordinaire ; trou ovale largement ouvert. Les parois des ventricules étaient très flasques, excepté celle du ventricule droit qui aurait pu loger une noix. Les valvules de l'artère pulmonaire soudées et faisant saillie en avant, de manière à ne laisser qu'un orifice très étroit; l'orifice de l'aorte beaucoup plus large et ses valvules épaissies. Le canal artériel rétréci.

Obs. XIV (Rokitansky)

Traduction due à l'obligeance de mon excellent collègue et ami, Babinsky.

Cadavre d'un garçon de 3 ans : autopsie médico-légale. Entre autres choses : cœur gros, arrondi, long de 80 mm., large d'autant. Sur les deux surfaces extérieures, plaques lisses tendineuses et saillies considérables de nature fibreuse, sous forme de villosités. Dans le ventricule gauche, trabécules nombreuses, privées de fibres musculaires, tendineuses. L'aorte est située plus à droite derrière l'artère pulmonaire. Orifice de quatre millimètres de diamètre à la partie supérieure de la cloison faisant communiquer les deux ventricules, entouré d'un bourrelet tendineux qui se termine à gauche par des petites dentelures qui sont soudées à l'endocarde et à la base de la valvule aortique droite. Toutes les valvules sont épaissies. L'artère pulmonaire a 18 mm. de diamètre, l'aorte n'en a que 14. Fosse ovale très grande présente une ouverture très petite (grain de millet), le canal artériel est court et altéré. (*Résumé.*)

OBS. XV (ROPER ET PEACOCK).

In Trans. of the path. soc. London, vol. XVII, p. 45.

Malformation du cœur. — Rétrécissement de l'infundibulum. — Absence presque complète de la cloison ventriculaire. — Aorte naissant surtout du ventricule droit. — Trou de Botal complètement oblitéré.

Enfant de 7 ans, cyanotique depuis sa naissance. Le rétrécissement infundibulaire situé à un quart de pouce de l'orifice pulmonaire est extrême, laissant à peine passer une plume de corbeau. Le rétrécissement est produit par l'hypertrophie de la substance musculaire. L'orifice pulmonaire est bien un peu rétréci, mais est beaucoup plus large que l'ouverture antérieure et les valvules ne sont pas sensiblement épaissies; il n'y en a que deux, l'une étant beaucoup plus grande et due à la soudure de deux segments. L'artère pulmonaire étant plus étroite que l'aorte.

Les valvules aortiques étaient considérablement épaissies.

Les valvules tricuspide et mitrale n'étaient pas matériellement malades. (Trad. pers.)

OBS. XVI (QUAIN ET PEACOCK).

In Trans. of. the path. soc. of London 1853.

Malformation des valvules aortiques chez un enfant.

Enfant de 6 mois, athrepsique, né prématurément vers le huitième mois de la grossesse, très petit. — Mort subite.

Autopsie. — Thymus gros et sain.

Deux valvules aortiques seulement. « Il est évident que les valves avaient été originellement au nombre de trois, la division de l'une d'elles en deux est encore marquée, quoique beaucoup moins distinctement que d'ordinaire. La plus grande mesure 5 lignes et 1/2 et, les deux artères coronaires naissant derrière elle, elle doit représenter les valvules droite et gauche coalescentes. Le plus petit segment qui est postérieur n'a que 3 1/2 lignes. Les valvules soudées sont épaissies, mais non considérablement, et la mitrale présente aussi des végétations nodulaires sur sa face auriculaire. »

Je regarde, ajoute Peacock, ce cas comme un exemple évident d'anomalie numérique des valvules aortiques, produite par la fusion de deux des segments. L'atrophie du septum s'est faite pendant la vie fœtale et très probablement à une époque peu avancée.

Le cœur avait subi la dégénérescence graisseuse.

Quain a observé plusieurs fois la mort subite avec une malformation semblable des valvules. Il pense que cette malformation tient au mode de développement de ces valvules. (Trad. pers.)

OBS. XVII (PEACOCK ET GREENFIELD).

In Brit. méd. J. 1872, v. II, p. 541.

Maladie congénitale des valvules aortiques.

Peacock présente à la « pathological society of London, » un exemple de maladie congénitale des valvules aortiques chez une fillette de 12 ans. On avait observé un double souffle systolique et diastolique à l'orifice de l'aorte et un souffle présystolique à la pointe. La malade avait des défaillances ; sa température était toujours basse.

Elle était ordinairement apathique et somnolente. Plus tard albuminurie et ascite.

A l'autopsie, deux valvules aortiques seulement ; pourtant on retrouvait le raphé des deux sacs soudés ensemble. L'orifice aortique était rétréci ainsi que l'orifice mitral. Le cœur était très hypertrophié et pesait 19 onces 3/4. Ulcère stomacal.

L'enfant n'avait jamais eu de rhumatisme ni de maladie aiguë,

Peacock ajoute qu'autrefois il considérait cette lésion comme produite par une endocardite intra-utérine, mais que maintenant il la regarde comme un arrêt de développement. Les valvules sigmoïdes se forment en effet par la division de l'endocarde en trois segments et dans ce cas ce processus a été arrêté. (Trad. pers.)

Obs. XVIII (Foulis).

In British medical journal, 1880, t. I, p. 775.

Les deux valvules antérieures de l'aorte étaient unies en une seule, très large, dont les bords, ainsi que ceux de l'autre segment, étaient légèrement épaissis. La partie médiane de la valve antérieure avait une apparence tendineuse et, sur sa face supérieure, la division du sinus de Valsalva se trouvait nettement indiquée. Cet état était probablement congénital, aucun symptôme aortique n'ayant été observé pendant la vie. D'ailleurs, les valvules étaient parfaitement suffisantes. (Trad. pers.)

Obs. XIX (Lloyd).

In Trans. of the path. soc. of London 1847.

Endocardite et malformation congénitale des valvules aortiques.

Enfant de 13 mois, faible dès sa naissance, ayant souffert de dyspnée et de toux pendant quelque temps ; après cette première attaque, bronchite et pneumonie, d'où pâleur, grande anxiété, respiration haletante, toux, matité à la partie postérieure de la poitrine, respiration tubaire, râles crépitants. Les bruits du cœur sont à peine perceptibles, à cause des râles muqueux; pourtant on distingue un souffle d'insuffisance.

Bientôt l'enfant mourut et, à l'autopsie, on ne trouva que deux valvules aortiques, dont l'une avait les caractères ordinaires et l'autre les dimensions de deux valvules, avec un raphé indistinct vers le milieu. Les deux valves étaient d'ailleurs très rouges, rugueuses, dures, cartilagineuses à la surface, et très irrégulières, grimaçantes (Trad. personnelle).

Obs. XX (Peacock).

In Trans. of the path. soc. of London, vol. XXI, p. 79.

Malformation du cœur.

Enfant de deux ans, atteint de cyanose peu après sa naissance, mort de coqueluche.

Orifice pulmonaire considérablement rétréci par la soudure des valvules entre elles. Aorte naissant directement du ventricule droit, mais communiquant avec le gauche par une perforation de la cloison; valvules aortiques épaissies. Trou ovale entièrement oblitéré, etc. (Trad. pers.)

Obs. XXI (Fuller).

Maladies des valvules aortiques.

In Trans. of the path. soc. of London, t. I, p. 216.

Le malade âgé de 39 ans, éprouve depuis 9 mois, de temps en temps, une sensation désagréable d'ondulation, sans palpitation, derrière le sternum, mais accompagnée d'oppression et cela seulement après un exercice un peu actif.

A la suite d'une bronchite grave, il éprouva de la dyspnée, toux incessante, et palpitations avec douleur précordiale, enfin l'anasarque survint. Matité étendue de la région précordiale, action du cœur exagérée, frémissement sous la main. Les deux bruits étaient prolongés et confus, se couvrant l'un l'autre, etc.

Autopsie. — Petite quantité de liquide sanguinolent dans les plèvres. Au sommet du poumon gauche un petit noyau de tubercule cru. Congestion des deux poumons.

Dans le péricarde, petite quantité de sérosité teintée de sang, cœur très distendu. Le ventricule gauche est très dilaté, non très hypertrophié. Les valves aortiques sont très épaissies et sont inférieurement couverte d'un dépôt fibrineux, de date récente ; au nombre de trois, mais de taille bien différente : deux très larges pendant que l'autre est très aplatie et à peine plus large qu'un gros pois ; par une de ses extrémités elle adhère à la valve voisine, par l'autre à la surface inférieure de la valvule antérieure ; de son tubercule d'Arantius se détache une petite corde tendineuse qui va s'insérer en haut et en dehors de l'extrémité de la valvule antérieure. Les deux grandes valvules étaient un peu mal formées à leurs extrémités d'où naissaient de petits tendons fixés d'autre part sur l'aorte. Sur la valvule mitrale on voyait quelques végétations récentes. A droite toutes les valves étaient saines. La surface de l'aorte était irrégulière, très athéromateuse et en plusieurs points ulcérée.

Cette malformation des valves aortiques laisse peu de doute sur son origine congénitale. Elles offraient un grand obstacle à la circulation, étant très insuffisantes. Malgré cela, malgré une vie active et quelque peu irrégulière, cet homme a joui d'une bonne santé jusqu'à l'âge de 39 ans. (Trad. pers.)

Obs. XXII (Risdon Bennett).

In Trans. of the path. soc. of London, t. III, p. 289.

Maladie et malformation des valvules aortiques.

Boucher, âgé de 60 ans, mort d'apoplexie pulmonaire après avoir souffert de diarrhée pendant plus de six mois.

Aucun bruit anormal au cœur; mais matité précordiale très étendue.

Autopsie. — Cœur volumineux, rempli de caillots : dont quelques-uns demi organisés, d'autres ramollis, comme puriformes.

Deux valves aortiques seulement, très malades. La plus antérieure était presque entièrement ossifiée surtout sur son bord libre qui d'une extrémité à l'autre était transformée en une masse osseuse d'un quart de pouce d'épaisseur, elle était très rigide et fermait la moitié de l'orifice aortique. Les deux artères coronaires s'ouvraient au-dessus de cette valve. La valvule postérieure était ossifiée mais sur une moindre étendue et surtout vers sa base ou existaient plusieurs noyaux. Elle était un peu mobile et pouvait évidemment fermer l'orifice quoique ne pouvant se redresser contre l'aorte, d'où rétrécissement considérable, fente très étroite pour le passage du sang. Dans l'angle des deux valves, du côté droit, se voyait une troisième valve rudimentaire.

Toutes les valvules, sauf celles de l'aorte, étaient saines. Nulle autre lésion que de larges noyaux d'apoplexie pulmonaire et de l'emphysème. (Trad. pers.)

Obs. XXIII (Gairdner).

In Brit. med. J. 1874, vol. I, p. 428.

Affection cardiaque de l'orifice aortique probablement d'origine congénitale. Embolies secondaires de la rate et des reins.

Enfant de neuf ans, n'ayant jamais présenté le moindre symptôme de maladie de cœur. Souffle après le premier bruit, vibrant, siégeant au foyer aortique. Pas de cyanose, au contraire pâleur anémique. L'absence de symptômes cardiaques nous fit soupçonner, pendant la vie, que la maladie pouvait bien être congénitale. Hypertrophie de la rate et matité hépatique augmentée. Urine albumineuse, etc. Dans les derniers temps, hydropisie légère et mort sans modification notable de l'état antérieur.

Cœur hypertrophié, valvules aortiques suffisantes, mais orifice aortique fortement rétréci par de nombreuses végétations qui plongeaient presque dans le ventricule. Il n'y avait que deux valvules distinctes, dont une présentait une division rudimentaire. La portion supérieure du septum interventriculaire était très mince. Environ un demi-pouce au-dessus des valvules existait un petit anévrisme du volume d'une noix. Trou de Botal ouvert, mais pourvu d'une valvule. Lésions emboliques dans la rate et les reins.

Gairdner considère l'état des valvules comme un arrêt de développement plutôt que comme le résultat d'une maladie.

Obs. XXIV (Robert King).

In Trans. of the path. soc. of London, vol. XXIII, p. 83.

Enfant de quatre ans. (Mère rhumatisante et cardiaque.) Pas de cyanose, aucune maladie infantile. Carie de l'apophyse mastoïde droite, abcès de l'hémisphère cérébral droit.

Hypertrophie du cœur droit. Ouverture de la cloison faisant communiquer les deux ventricules, assez large pour admettre l'extrémité du petit doigt, située à la base même du cœur, de sorte qu'une sonde pouvait facilement passer du ventricule droit dans l'aorte. Les valvules aortiques, mitrale et tricuspide, présentaient toutes des traces d'athérome, mais ne paraissaient pas insuffisantes. L'aorte elle-même était rétrécie au sommet de la crosse, tandis que l'artère pulmonaire était dilatée. Pas de vestiges du canal artériel. L'orifice pulmonaire était extrêmement rétréci et induré par des dépôts athéromateux. Il était *entièrement dépourvu* de quoi que ce soit ressemblant à un vrai appareil valvulaire. (Trad. pers.)

Il n'est guère douteux que cet enfant a été victime d'une endocardite intra-utérine dans les premiers temps de la vie fœtale.

3° *Observations d'endocardite mitrale*

Obs. I (Hayem).

In thèse de Blache 1869.

Une femme atteinte de pneumonie accouche le 28 janvier à l'Hôtel-Dieu. Son enfant meurt brusquement le troisième jour de sa naissance.

A l'autopsie, on trouve une forte congestion pulmonaire, avec atélectasie de quelques lobules. Les bronches présentent aussi une congestion assez prononcée et sont remplies d'écume bronchique.

Le cœur est rempli de sang qui est même coagulé dans l'auricule droite et déjà un peu adhérent, avec colonnes charnues du ventricule. On voit un boursoufflement œdémateux du bord libre des valvules tricuspides et des sigmoïdes de l'artère pulmonaire. Le bord libre de la valvule mitrale présente une altération analogue, moins prononcée ; les sigmoïdes aortiques sont parfaitement saines.

En enlevant les méninges, on voit que l'infiltration sanguine en question n'est pas liée à une altération des couches corticales.

A l'ouverture du ventricule, on trouve dans l'épaisseur des plexus choroïdes gauches un caillot sanguin très volumineux qui est complètement retenu dans les mailles de ce plexus.

Les jugulaires internes, de même que les sinus, contiennent, dans toute leur longueur, un caillot rouge groseille qui paraît s'être formé consécutivement à l'arrêt de la circulation cérébrale, et arrive à droite, jusque dans le tronc brachio-céphalique ; à gauche, il s'arrête à quelques millimètres avant ce tronc.

Vu l'âge du sujet et l'état du cœur, on peut supposer sans aucun doute que l'endocardite dont le siège principal est dans le cœur droit, s'est développée pendant la vie intra-utérine.

Sous l'influence de cette affection du cœur et de la bronchite concomitante, il s'est produit une augmentation de tension dans le système veineux, ce qui a amené la congestion veineuse du foie, des reins et des veines de la tête et de l'encéphale. C'est à la rupture de ces vaisseaux dans les points indiqués des méninges qu'est due l'hémorragie méningée. Cette dernière lésion paraît donc être sous la dépendance de l'affection thoracique et elle explique parfaitement la mort subite. Au microscope : congestion de tous les vaisseaux des méninges, extravasations sanguines nombreuses dans les veines ; la substance nerveuse des parties blanches contient quelques corps granuleux en voie de développement.

Obs. II (Massmann de Berlin).

In Monatschrift für Geburtskunde (1854.)

Affection organique du cœur chez un fœtus.

Une femme de vingt-cinq ans est accouchée il y a cinq ans, d'un enfant bien conformé.

C'était une petite fille robuste de 21 pouces et demi de long, qui fit quelques efforts inspiratoires inutiles, devint d'un bleu foncé, particulièrement prononcé aux mains et aux pieds et sur les membranes muqueuses.

Après une heure environ de tentatives pour la ranimer, l'enfant poussa un cri assez fort, la respiration eut lieu, mêlée d'un ronchus laryngé, la cyanose du visage diminua et fut remplacée par une coloration plus rosée.

Quelques heures après la naissance, l'enfant qui avait été mise au sein et avait tété activement, fut prise d'une hémorragie par le nez et par la bouche, d'ailleurs modérément abondante ; bientôt se montrèrent des accès d'asthénie durant lesquels elle restait étendue sans mouvement ; la respiration était suspendue, la cyanose s'étendit à tout le corps ; l'enfant succomba dans un accès, après vingt-quatre heures d'existence.

L'autopsie eut lieu vingt-quatre heures après la mort.

La peau était d'un bleu foncé, pas d'obstruction ou d'occlusion de l'œsophage ou des voies respiratoires, qui ne contenaient qu'un peu de mucus non ensanglanté.

L'œsophage est très injecté ; les bronches, le larynx, la trachée sont à l'état normal ; les poumons sont hypérémiés et contiennent de l'air.

Dans le péricarde, une petite quantité de liquide clair et transparent. Le cœur est très gros, les vaisseaux sont remplis et distendus. Le ventricule droit est deux fois plus volumineux que le gauche, son tissu musculaire est fort et épais ; dans les valves mitrale et tricuspide, dépôts nombreux, granuleux, d'un rouge vif, d'une consistance gélatineuse.

Les valvules elles-mêmes sont étroites et insuffisantes, l'oreillette droite dilatée et le trou de Botal ouvert. La glande thyroïde et le thymus, de volume moyen, hypérémiés. Les organes abdominaux sont également hypérémiés.

Obs. III (Bednar).

Rapportée par Blache (thèse, p. 139).

L'enfant présentait depuis sa naissance de fréquents accès de dyspnée ; il existait sur tout le corps une coloration bleu-rougeâtre de la peau et les extrémités étaient froides. On entendait dans le cœur gauche un bruit systolique et un bruit diastolique dans l'aorte ; toute la région cardiaque était le siège de vibrations.

L'enfant mourut au bout de quelques jours et l'on trouva à l'autopsie le cœur hypertrophié, la valvule mitrale épaissie, couverte de nombreuses petites végétations, il en existait quelques-unes aussi dans le ventricule droit, près de la valvule tricuspide.

Obs. IV (Gerhardt).

In Deutsche Klinik, 1857, n° 11

Il s'agit d'un enfant âgé de six semaines, né avant le huitième mois. Quand on le voit pour la première fois, il est malade depuis deux jours ; après avoir été en proie à une vive agitation, il est tombé dans la torpeur ; on remarque une légère cyanose ; les lèvres, les téguments qui entourent la bouche et les yeux présentent une teinte livide ; la respiration est lente, le pouls à 128, paraît d'abord régulier, mais il offre en réalité des alternatives fréquentes de ralentissement et d'accélération. Un mouvement d'ondulation est appréciable dans la jugulaire et le choc cardiaque se fait sentir surtout entre les cinquième et sixième côtes gauches ; on perçoit en ce point un frémissement systolique des plus marqués. La matité s'étend du bord gauche du sternum au delà de la ligne mammaire, verticalement de la quatrième à la sixième côte. Au premier temps, on entend un bruit de souffle rude, prolongé jusqu'au deuxième temps, maximum à la pointe, presque au-dessous du sternum, très faible à l'aorte.

Le deuxième bruit est beaucoup plus marqué à l'orifice pulmonaire qu'à l'orifice aortique. Les paupières restent fermées ; les pupilles rétrécies. Peu après l'examen, l'enfant est pris d'accès convulsifs suivis de torpeur. Le lendemain, les symptômes se sont notablement amendés, l'enfant est gai, la cyanose plus faible n'est plus appréciable qu'autour de la bouche et des yeux. Mêmes signes physiques. On admet l'existence d'une insuffisance mitrale, tout en réservant l'hypothèse d'une maladie congénitale.

Trois mois après, diarrhée profuse, toux ; cyanose plus prononcée ; râles dans le poumon ; fièvre continue, dyspnée. Au bout de sept semaines, le malade meurt.

Autopsie. — Les poumons et les plèvres sont criblés de granulations miliaires ; les ganglions sont tuméfiés, caséeux, le ventricule gauche est hypertrophié, l'oreillette droite est distendue par un coagulum fibrineux. Les valvules aortiques et pulmonaires sont normales ; la tricuspide est amincie ; la mitrale, raccourcie, parsemée de taches rouges, est renflée sur son bord libre ; les cordages tendineux sont épaissis, soudés entre eux ; le trou de Botal est fermé. On trouve quelques granulations miliaires dans le foie et les glandes mésentériques.

Obs. V (Norman Moore).

In St Barth, Hosp. Reports, vol. XII, p. 102.

Endocardite droite et gauche.

Femme de 20 ans, fleuriste, observée pendant 4 ans par N. Moore. Stature petite ; doigts, orteils et nez déformés (en massue). Respiration courte depuis la naissance, cyanose après toute espèce d'efforts, etc. Impulsion du cœur augmentée, bruit systolique très fort, surtout vers la partie moyenne du cœur, perceptible à l'angle de l'omoplate. Quelquefois murmure présystolique à la pointe, et frémissement léger dans l'aire précordiale. Pouls toujours faible et irrégulier ; à la suite d'une bronchite, aggravation et mort.

Pendant la vie on avait discuté la question de savoir si les signes physiques et les symptômes étaient dus à une endocardite mitrale intense congénitale ou à une malformation du cœur. L'autopsie répondit affirmativement aux deux questions.

Cœur hypertrophié. Ventricule droit notablement dilaté. Valvule tricuspide frangée de végétations sessiles très nombreuses ainsi que la valvule mitrale. Orifice pulmonaire rétréci par l'union partielle des valvules. Canal artériel oblitéré. L'aorte et ses valvules normales. A la partie la plus élevée de la cloison ventriculaire, perforation sur une étendue d'une pièce de « six pence » à bords musculaires arrondis.

Le murmure systolique, fort, était probablement le signe de six lésions : rétrécissement et insuffisance tricuspide, rétrécissement pulmonaire, rétrécissement et insuffisance mitrale, perforation interventriculaire. (Trad. pers.).

Obs. VI (Fœrster).

(In Misbild. des Menschen).

Oblitération de l'orifice auriculo-ventriculaire gauche.

Complète oblitération de l'orifice auriculo-ventriculaire gauche, en sorte que l'oreillette gauche ne communique qu'avec l'oreillette droite par le trou ovale ; quatre veines pulmonaires. Du ventricule gauche naît l'aorte à sa place ordinaire, ses valvules sont saines, son calibre et sa distribution normaux.

Les deux ventricules communiquent largement entre eux ; il n'y a comme indication de la cloison qu'un fort relief musculaire.

Oreillette droite très large.

Ventricule droit dilaté, parois un peu plus épaisses que d'ordinaire, colonnes charnues bien développées.

Artère pulmonaire normale.
Canal artériel persistant, mais peu large. (Trad. pers.)

Obs. VII (Parise).

In. Bull. de la Soc. anat. 1837, p. 100, n. 17.

M. Parise présente un cœur d'enfant, sur lequel on remarque une large communication entre les deux ventricules, l'ouverture est située à la base de la cloison, ses bords sont arrondis, l'orifice auriculo-ventriculaire gauche n'existe pas ; les oreillettes communiquent largement entre elles ; le calibre de l'artère pulmonaire est diminué. Avant sa mort, cet enfant était affecté de cyanose et d'endurcissement du tissu cellulaire.

Obs. VIII (E. Blackmore).

In Edimbourg med. and surg. J. T. 33, p. 208, 1830.

Malformation remarquable du cœur (Résumé).

Fille de 3 ans 1/2, bien conformée, bien portante jusqu'à l'âge de deux mois. A partir de cette date cyanose, dyspnée. Jamais ne marcha seule ni ne parla intelligiblement. Elle mourut d'une pneumonie progressive et probablement que vivant dans un climat chaud, elle eût vécu plus longtemps. Le ventricule gauche est extrêmement petit, relativement au droit, mais aussi gros qu'on le trouve naturellement à cet âge. A la place de l'oreillette gauche, on ne trouva que quelques vestiges de tissu musculaire et une petite cavité qui reçoit les veines pulmonaires. L'orifice auriculo-ventriculaire est fermé presque complètement par une solide membrane, percée d'une petite fissure qui laisse passer le sang revenant des poumons dans le ventricule gauche et de là dans le cœur droit. L'aorte très large et saine, naît du ventricule droit. Entre les deux ventricules, petite fissure qui les fait communiquer. Artère pulmonaire étroite, saine. Pas de canal artériel. Pas de trou de Botal. (Trad. pers.)

Obs. IX (Kelly).

In Trans. of the path. soc. of London, vol. XXII, p. 95.

Enfant de 6 ans, mort d'albuminurie aiguë à la suite d'une scarlatine. N'avait jamais souffert d'une façon bien marquée de dyspnée ni de palpitations. Pas de cyanose. Bruit systolique rude à gauche de l'appendice xyphoïde, maximum entre la base et la pointe.

Autopsie. — A la partie supérieure de la cloison des ventricules, ouverture petite, ronde, à bord mousse, qui permettait le mélange du sang entre l'oreillette droite et les deux ventricules. Les parties adjacentes de la tricuspide et de la mitrale étaient soudées supérieurement. Aucune autre malformation.

Obs. X. (Frid. Hause).

Dis. inaug. medica de morbo cœruleo, p. VII, 1813.

Fille de 8 ans. — Sommet du cœur assez obtus, persistance du trou de Botal, les parois du ventricule droit présentaient l'épaisseur et la forme que celles du gauche offrent ordinairement; ses colonnes charnues étaient volumineuses. Valvule tricuspide cartilagineuse à son bord libre ; l'aorte naissait au-dessus de la cloison qui, ne s'étendant que jusqu'à l'insertion de la portion antérieure de la valvule tricuspide, ne séparait que fort indistinctement les deux ventricules; l'aorte était ample ; l'artère pulmonaire, d'un calibre presque naturel, avait les valvules semi-lunaires presque cartilagineuses, réunies par leurs bords, formant trois plicatures et n'ayant pour le passage d'un stylet qu'une demi-ligne de diamètre ; la valvule mitrale était parsemée de points osseux.

Obs. XI (Barlow).

Endocardite congénitale droite et gauche.

Enfant de dix semaines. Cyanose. Murmure qui entendu chez un adulte aurait fait croire à une insuffisance mitrale.

Trou de Botal grand ouvert.

Orifice tricuspide fermé par une ligne d'apparence cicatricielle, probablement due à une endocardite fœtale.

Large orifice mitral. Végétations sur les valves.

Perforation interventriculaire.

Cœur gauche hypertrophié, — droit atrophié.

Artère pulmonaire normalement située ; un petit frein unissait les extrémités de deux des valves pulmonaires aux parois de l'artère. (Trad. pers.)

Obs. XII (Allan Burns).

In Obs. of. some of the most frequent and important diseases of the heart. Edinburgh, 1809, p. 30.

Fille âgée de 19 ans, qui, depuis sa naissance, était faible, sujette à des douleurs dans la poitrine, éprouvait des syncopes, avait la peau d'une couleur sombre, noirâtre ; les mouvements du cœur devinrent très irréguliers dans les deux dernières années, ascite, etc.

Les cavités droites du cœur étaient très dilatées et les gauches fort rétrécies. Les veines caves étaient extrêmement larges ainsi que l'ouverture auriculo-ventriculaire droite. La valvule tricuspide était roide et en quelques endroits ossifiée. L'orifice auriculo-ventriculaire gauche était muni d'une cloison dense et en partie ossifiée, dont le centre offrait une perforation susceptible de n'admettre que le petit doigt. L'aorte était très étroite à son origine et dans son trajet toutes les artères étaient rétrécies. (Trad. pers.)

Obs. XIII (Dalrymple).

In Trans. of. the path. soc. of London, t. I p. 58.

Cœur malade. — Aorte s'ouvrant dans les deux ventricules. — Endocardite mitrale.

La malade, femme délicate, âgée de 25 ans, poitrine étroite, ressentait des troubles circulatoires depuis sa naissance. Elle mourut d'ascite et d'anasarque.

Le cœur pesait 26 onces. L'oreillette droite était large et épaisse, le ventricule droit dilaté et rempli par la saillie convexe de la cloison, la tricuspide saine, les valvules pulmonaires épaissies.

L'oreillette gauche était mince et dilatée, la mitrale épaissie et couverte de petits nodules sur son bord libre. Le ventricule gauche était dilaté et considérablement hypertrophié. Au sommet était un polype charnu, adhérent à la paroi antérieure, injecté et contenant à son centre un dépôt purulent. Les valvules aortiques étaient saines, le trou ovale fermé. L'aorte s'ouvrait entre les deux ventricules par un orifice du diamètre d'une pièce de « six pence ». (Trad. pers.)

Obs. XIV (Burnet).

In Gaz. hebd. de méd. 1831.

Fille de 10 ans ayant des palpitations depuis trois mois. Battements de cœur forts, un peu accélérés, avec bruit de soufflet isochrone à la systole des ventricules et léger frémissement cataire dans la région précordiale.

Morte de variole trois ou quatre jours après l'éruption. Injection du péricarde qui contient trois cuillerées d'un liquide fauve. Cœur plus gros que le cœur ordinaire d'un adulte; dilaté mais non aminci. La valvule mitrale n'a presque pas de largeur dans l'intervalle de ses deux divisions qui sont elles-mêmes peu développées; elle est un peu plus épaisse et plus dure que la tricuspide. L'orifice de l'artère pulmonaire admet facilement le pouce, tandis que celui de l'aorte admet à peine l'indicateur. La face interne de ces deux artères est blanche. La membrane interne du cœur et les valvules sont rosées.

La valvule d'Eustache, bien conservée, a plus d'un demi-pouce de largeur. Le trou de Botal admet un corps plat de 4 lig. de diamètre. La veine cave inférieure, au moyen de la valvule d'Eustache, dont les piliers se rendent sur les bords de l'arcade ovalaire, paraît se terminer principalement dans le trou de Botal.

Obs. XV (Kelly).

In Trans of the path. soc. of London, 1870.

Endocardite mitrale de la vie intra-utérine.

Femme de 33 ans, n'ayant jamais eu ni syphilis, ni rhumatisme, ni aucune des maladies qui retentissent sur le cœur. Enfant, elle ne pouvait ni courir ni se livrer à un exercice pénible sans avoir des palpitations et de la dyspnée.

Morte avec de l'anasarque et autres symptômes cardiaques.

Le ventricule gauche et les valvules aortiques sont sains. L'orifice mitral, très rétréci, n'admet que l'extrémité de l'index; le bord libre de la valvule est un peu épaissi. Vue par l'oreillette, la valvule représente un entonnoir dont l'ouverture ventriculaire est en forme de boutonnière. Elle paraît due à la soudure des deux valves pendant la vie fœtale ou à une date très rapprochée de la naissance.

Obs. XVI (Ebenezer Smith).

In Trans. of the path. soc. of London, t. I, p. 52.

Occlusion prématurée du trou ovale. — Artère pulmonaire et conduit artériel très développés. — Cœur gauche atrophié.

Enfant né le 20 octobre 1845, chétif, six frères bien portants. Sa mère avait remarqué que les trois derniers mois de sa grossesse avaient été d'une tranquillité anormale. L'accouchement fut naturel, la tête, le corps et les membres étaient bien développés, la coloration ordinaire jusqu'à ce que, cinq minutes après sa première respiration, la face devint bleu foncé et la respiration difficile. On leva la ligature du cordon, mais il ne s'écoula pas une goutte de sang. La teinte bleue envahit bientôt toute la peau, la respiration devint embarrassée, irrégulière ; environ 130 pulsations à la minute ; battements du cœur nets et forts ; T. parut normale. Au bout de dix heures, apoplexie, cyanose généralisée, bras droit paralysé, le gauche convulsivement contracté ; au bout de seize heures, coma complet. Enfin, mort vingt heures après la naissance.

Autopsie. — Le corps était bien développé et toutes les parties bien proportionnées ; la peau marbrée de larges taches sombres et blanches.

Le péricarde contenait de 2 à 3 drachmes de sérosité.

Les poumons avaient à peu près leur volume normal, remplis de sang noir, légèrement emphysémateux en avant.

Le foie parut sain. La veine ombilicale était perméable et vide. Les veines caves très larges.

Le cœur était un peu plus vertical qu'à l'ordinaire, plus étroit et plus petit à cause de l'aplatissement du ventricule gauche. Les veines caves, le cœur droit et les veines coronaires étaient engorgés.

L'oreillette droite ouverte, on vit la fosse ovale dans sa situation ordinaire, mais complètement oblitérée par une forte membrane réticulée, solidement attachée à l'anneau et formant une poche saillante du côté gauche.

Au-dessous de la fosse ovale était un simple vestige de la valvule d'Eustache. L'orifice auriculo-ventriculaire droit était largement ouvert et pourvu d'une valvule un peu différente de forme de la tricuspide ordinaire ; les parois du ventricule droit étaient sensiblement hypertrophiées, leur cavité large, descendant non seulement jusqu'au sommet, mais remontant autour du ventricule gauche, en sorte qu'elle est seule à former la pointe du cœur. *Il n'y avait aucune communication ventriculaire.*

L'artère pulmonaire était très dilatée, mesurant à son origine 3 lignes 1/2 de diamètre et, un peu au-dessus, 4 lignes. Ses valvules étaient parfaites. Elle donnait naissance au point ordinaire aux branches pulmonaires droite et gauche et se continuait de là perpendiculairement en haut en un tronc à peine moins volumineux, le canal artériel, jusqu'à son embouchure dans la crosse aortique, presque en face de la sous-clavière gauche ; de sorte que le sang devait couler du canal artériel non seulement dans l'aorte descendante, mais en haut, dans les artères de la tête et des bras.

Les quatre veines pulmonaires débouchaient dans l'oreillette gauche comme d'habitude. Cette cavité était bien développée, large tranversalement, resserrée verticalement, pourvue d'une paroi musculaire très épaisse. La membrane recouvrant la fosse ovale était aussi de ce côté tout à fait distincte et imperforée et pouvait être sans peine refoulée vers l'oreillette droite.

L'orifice auriculo - ventriculaire était extrêmement petit, n'ayant qu'une ligne et demie de diamètre. La valvule mitrale était entièrement défectueuse au point de vue de la structure et paraissait avoir été insuffisante physiologiquement. Elle était formée de deux très petites bandelettes blanchâtres, tendineuses, attachées l'une au septum en avant, l'autre à la paroi postérieure du ventricule, sans appareil membraneux ou musculaire susceptible de s'affronter pour prévenir le reflux du sang dans l'oreillette.

Le ventricule gauche était presque oblitéré ; ses parois contractées sur une petite cavité, n'excédant pas à la base 2 ou 3 lignes de diamètre, étaient tapissées d'une membrane lisse, très dense.

L'orifice aortique était aussi très étroit, n'ayant que deux lignes de diamètre; les sigmoïdes étaient saines. L'aorte elle-même était normale dans son trajet et sa distribution, mais la portion ascendante et la transverse étaient considérablement plus étroites que l'artère pulmonaire, ne mesurant que trois lignes de diamètre à son origine, et deux lignes un quart en face de la carotide gauche, juste avant de recevoir le canal artériel ; l'aorte descendant au delà de ce canal mesurait deux lignes 3/4.

Réflexions: Cet exemple de malformation du cœur offre un double intérêt.

1° Quelle a été la cause première ? L'occlusion prématurée du trou de Botal a-t-elle accru l'activité du cœur droit et des vaisseaux au point de détourner au profit du cœur droit la circulation générale et d'arrêter le développement du cœur gauche et particulièrement de la valvule mitrale ? Ou bien la valvule mitrale a-t-elle été primitivement malade, et cette maladie déterminant une lésion structurale, a-t-elle arrêté le sang dans son cours à travers le cœur gauche, et le sang trouvant la valvule de Botal prématurément développée, a-t-il refoulé cette valvule contre les bords de manière à déterminer l'occlusion de l'orifice ?

2° L'occlusion du trou ovale n'est pas une preuve en jurisprudence que l'enfant a vécu, comme l'a avancé V. Chevers, car dans ce cas l'occlusion doit avoir existé longtemps avant la naissance. (Trad. pers.)

4° *Anomalies de nature non inflammatoire*

Obs. de Bernutz.

In Arch. gén. de méd. 1849, p. 415.

Dès la première enfance, dyspnée, palpitations, défaut de forces musculaires. A l'âge de 23 ans, augmentation des accidents consécutive au développement d'un catarrhe pulmonaire ; cyanose, reflux veineux, matité de toute la partie antérieure gauche du thorax, frémissement cataire. Bruit râpeux interrompu pendant la dernière partie du grand silence normal, mais dont le maximum d'intensité était perçu dans deux points différents, situés l'un au-dessus du mamelon gauche, l'autre au-dessus de la fourchette du sternum. Mort par asphyxie, un mois après le début de l'affection pulmonaire.

Hypertrophie monstrueuse de toutes les cavités du cœur, plus considérable à droite. L'orifice aortique dont la circonférence offre les dimensions qu'on a données comme moyennes de l'état normal, est surtout rétréci par les valvules sigmoïdes qui paraissent avoir des dimensions beaucoup trop considérables pour l'ouverture qu'elles doivent fermer : aussi plissées sur elles-mêmes, elles ne peuvent s'appliquer sur les parois du vaisseau. Ces valvules épaisses offrent à leur bord libre quelques petites cartilaginations qui toutefois semblent permettre encore à ces valvules de fermer complètement l'orifice du ventricule gauche dont l'endocarde est sain.

La valvule mitrale, saine, formée de deux valves bien distinctes, dont l'une, adossée à l'ouverture aortique, a une hauteur triple de celle de l'autre valvule, paraît insuffisante pour le large orifice qui fait communiquer ce ventricule avec l'oreillette. Celle-ci peu spacieuse relativement aux dimensions exagérées des autres cavités du cœur, est tapissée par une membrane, blanche, opaque, épaissie, formant dans certains points des duplicatures assez étendues. Le trou de Botal ne présente rien de notable.

Dilatation de l'aorte et de l'artère pulmonaire ; large communication de ces deux vaisseaux par le canal artériel, offrant lui-même une dilatation ampullaire.

Obs. de Corvisart.

In Essai sur les maladies du cœur.

Un postillon, 57 ans, reçut de violents coups de poing à l'épigastre, et eut, pendant les trois semaines qui suivirent, de la dyspnée, des défaillances, de vives douleurs à l'endroit frappé. Ces symptômes avaient cessé en grande partie, lorsqu'une nouvelle contusion, à l'épigastre, amena le retour de la dyspnée. Bientôt survinrent des palpitations, de l'irrégularité dans le pouls, une coloration violacée de la face ; puis plus tard, de la toux, des étouffements très fréquents au moindre mouvement, de l'œdème et un épanchement de sérosité dans l'abdomen. Enfin après trois ans de maladie, le sujet mourut comme suffoqué.

A l'ouverture du corps, on trouva ce qui suit : le péricarde, très développé, occupait la plus grande partie de la cavité gauche de la poitrine et refoulait le poumon correspondant qui adhérait à la plèvre costale. Une pinte de sérosité claire et citrine dans la cavité du péricarde. Cœur beaucoup plus volumineux, qu'il n'aurait dû être, malgré la forte stature de l'individu. Oreillette droite très dilatée, à parois plus épaisses, plus dures qu'à l'état normal, munie de colonnes charnues très fortes. Dilatation de l'orifice auriculo-ventriculaire droit, avec agrandissement proportionnel de la valvule tricuspide. Cavité du ventricule droit énorme, disproportion étonnante entre elle et celle du ventricule gauche ; parois du ventricule droit très épaisses et garnies intérieurement de colonnes charnues plus saillantes et plus fermes que dans l'état ordinaire.

Artère pulmonaire très dilatée à son embouchure et même vers sa division, garnie de valvules très étendues. Oreillette gauche beaucoup plus ample qu'elle ne l'est communément ; parois amincies, réduites à l'épaisseur d'une simple membrane ; fosse ovalaire percée d'un trou de forme à peu près ovale, du diamètre de plus d'un pouce, à bords minces, lisses, blanchâtres et comme tendineux. Orifice auriculo-ventriculaire gauche rétréci; valvule mitrale un peu épaissie et rugueuse vers ses bords ainsi qu'à sa base, cavité du ventricule gauche extrêmement petite (on aurait à peine pu y loger un corps du volume d'une noix) à parois musculaires peu augmentées d'épaisseur, un peu plus dures que dans l'état naturel, sans doute à cause de leur rétraction sur elles-mêmes. L'artère aorte avait, à sa naissance, très peu de diamètre et n'offrait aucune autre particularité.

Obs. d'Andral.

In Clinique médicale, t. III, p. 62.

Nous avons vu deux fois l'orifice ventriculaire de l'aorte tellement rétréci, qu'on ne pouvait y introduire le petit doigt ; immédiatement au-dessus. l'artère présentait son calibre accoutumé. Ce rétrécissement n'était causé par aucune production accidentelle, par aucun épaississement appréciable des différents tissus qui constituent le pourtour de l'orifice aortique. Les quatre cavités du cœur étaient notablement dilatées, et les parois des deux ventricules hypertrophiées. Des deux individus chez lesquels fut trouvée l'altération qui vient d'être décrite, l'un n'avait pas donné de renseignements suffisants sur le début de sa maladie ; mais l'autre, qui n'avait pas encore trente ans lorsqu'il mourut, nous dit que dès sa plus tendre enfance, il avait eu la respiration habituellement courte, et que, depuis l'âge de dix ans, il était sujet à de fréquentes palpitations qui, à l'époque de la puberté, devinrent si violentes qu'elles étaient souvent accompagnées d'une perte complète de connaissance. Il semble donc que, chez ce malade, l'étroitesse extraordinaire de l'orifice aortique du ventricule gauche était un vice de conformation congénital, qui avait produit peu à peu, et d'une manière toute mécanique, l'hypertrophie des parois du cœur et l'agrandissement de leurs cavités. Ici, d'ailleurs, l'obstacle n'existait qu'à gauche, et cependant le cœur droit participait également à l'hypertrophie.

Chez trois autres individus, ajoute l'auteur, l'aorte était très étroite dans toute son étendue, et le cœur présentait à peu près le même mode d'altération que chez les deux autres malades, dont l'orifice aortique était seul rétréci.

Obs. de Burguières.

In Thèse 1841.

Graveur, 26 ans, petite stature, membres très grêles, mauvaise santé. A 13-14 ans, palpitations qui l'ont forcé à quitter l'état de menuisier qu'il avait commencé. Mort par suite d'accident.

Autopsie. — Le cœur est très volumineux; l'augmentation de volume porte surtout sur le ventricule gauche, qui présente en outre une dilatation notable de sa cavité et un épaississement de ses parois, lesquelles ont vers la base plus d'un pouce d'épaisseur. L'oreillette gauche est aussi plus ample et plus ferme que dans l'état ordinaire. Les cavités droites sont saines. L'embouchure de l'aorte présente un rétrécissement considérable de son calibre, son diamètre n'était que de trois lignes : les valvules aortiques sont petites et en rapport avec l'orifice, mais parfaitement saines d'ailleurs et suffisantes. L'aorte elle-même, près de son origine, est d'un très petit volume ; mais après un court trajet, elle reprend insensiblement son calibre normal, ce qui rend très manifeste le rétrécissement. Du reste, le pourtour de l'orifice aortique, les valvules, les parois de l'aorte, ne présentent aucune altération de texture.

Châteauroux. — Typographie et Stéréotypie A. MAJESTÉ

Châteauroux. — Typographie et Stéréotypie A. MAJESTÉ.

www.ingramcontent.com/pod-product-compliance
Ingram Content Group UK Ltd.
Pitfield, Milton Keynes, MK11 3LW, UK
UKHW021937200726
13855UKWH00007B/883